PUHUA BOOKS

U0247895

上海盖德强迫症研究中心推荐

# 如何战胜强迫症

## 体悟疗法自助指南

东振明　孙　芳　著

人民邮电出版社

北　京

## 图书在版编目（CIP）数据

如何战胜强迫症 ：体悟疗法自助指南 / 东振明，孙芳著. -- 北京 ：人民邮电出版社，2021.10（2024.1重印）
ISBN 978-7-115-57139-7

Ⅰ. ①如… Ⅱ. ①东… ②孙… Ⅲ. ①强迫症－通俗读物②情绪－自我控制－通俗读物 Ⅳ. ①R749.99-49 ②B842.6-49

中国版本图书馆CIP数据核字（2021）第164546号

## 内 容 提 要

　　强迫症是一种对我们的工作、学习、社交等方面都会产生严重负面影响的心理问题，它被世界卫生组织列为影响人类社会功能的十大心理疾病之一。强迫症的本质是什么？我们为什么会得强迫症？强迫症是精神世界的"癌症"吗？怎样才能帮助自己或者家人走出强迫症？

　　本书作者基于近二十年研究和疏导强迫症的经验，结合一万多个小时的心理咨询工作历程，为读者系统地介绍了强迫症的特点、本质，以及真正鉴别强迫症的方法，揭示了阻碍强迫症得以好转的因素，有针对性地总结出了强迫症得以好转的九种能力，以及应对和走出强迫症的过程中自我疏导的三个原则及有效方法。此外，作者在本书中结合案例，针对十种典型强迫症给出了战胜强迫症的方法和技巧，能够使读者正确认识强迫症，并通过运用系统的方法和步骤，逐步摆脱强迫症的束缚。

　　本书不仅是强迫症患者和有轻度强迫的读者有效走出强迫症的指南，对心理咨询师、心理治疗师以及强迫症患者家属也有重要的借鉴意义。

◆　　　　　著　　东振明　　孙　芳
　　　　　　责任编辑　曹延延
　　　　　　责任印制　胡　南
◆人民邮电出版社出版发行　　北京市丰台区成寿寺路 11 号
　　邮编 100164　　电子邮件 315@ptpress.com.cn
　　网址 https://www.ptpress.com.cn
　　北京天宇星印刷厂印刷
◆开本：720×960　1/16
　　印张：16.5　　　　　　　　　　2021 年 10 月第 1 版
　　字数：300 千字　　　　　　　　2024 年 1 月北京第 6 次印刷

定　价：69.80 元
读者服务热线：（010）81055656　印装质量热线：（010）81055316
反盗版热线：（010）81055315
广告经营许可证：京东市监广登字20170147号

## 推荐序一

给本书作序这件事，让我知道了写序言也是有缘分的。据振明说，他颇想找我写序，但又设身处地、将心比心，怕我太忙，不忍打扰。就这样子犹犹豫豫之时，突然收到我给他发的微信。我想还是引用第一手资料更能精准再现当时的状况，振明马上回复道："哎呀，钟老师您怎么会在这个时候给我发信息呢。我这十分钟一直在想要不要找您，要不要找您，要不要找您，最后都放弃了，决定不找您了，结果您这个时候来信息了，难道是天意吗，那就和您说一下吧。"须知我们平日的联系并不频繁，这种情况发生的概率，确实相当之低。

既然与本书有缘，就从头到尾通读了一遍。振明写的这本书是一本问答体的书，他设计了一些关心强迫症的人们可能问到的问题，并将其分门别类，然后一一做了解答。我想这些问题大约就是他在临床中经常遇见的，无论是患者、患者家属还是治疗者，都不得不关心的问题。问答体的书有如下好处：你可以一口气读完，因为我们相信作者本人有一套逻辑或者一套道理，来如此编排问题；当然你也可以随意浏览，尤其是按着自己的兴趣挑选问题，去首先阅读那些更想了解的内容。

这也是一本助人的书。我感受最深刻的是，作者没有摆出一副权威的模样，手持高头讲章，满嘴专业名词，而是如邻家大哥，将与强迫症有关的知识，用通俗易懂的语言娓娓道来。其实人们很怕名词概念，我总是记得大学考试的时候，那些名词概念多、需要大量记诵的课程，常常让同学们寝食难安、如临大敌。在本书中，作者没有像一般教科书那样用严整的语词给出强迫症的定义，而是用生动风趣的口吻告诉大家——"强迫症是什么呢？它就是我们大脑自编自导自演的一部恐怖电影，我们自己又作为观众反复观看，深陷其中，感到胆战心惊。"这样的解说，想不留下印象都难。不要以为通俗易懂、生动风趣是一件简单的事情，比如林语堂就鄙视学术上的术语，认为那种术语只是缺乏妙悟真知的掩饰。更令人欣赏的是，振明在这里用电影打比方还不仅仅是为了通俗易懂，而是与寻求强迫症救治之方一脉相连的。他在后文写道："强迫症惯用的伎俩就是利用各种想法在我们的大脑中编成一部恐怖电影，反复播放，让人不知不觉深陷其中，难以自拔。所以培养区分'心理电影'和现实的能力是具有重要意义的。"这样的说明，显然能让大众更容易抓住战胜强迫症的关键。

这本问答体的书，其实也是一本行动手册。当然，一本书可以从多方面来评定。在某种意义上，本书是思想宣言，也是情感指南，但我更觉得它是一本行动手册。作者在书中提供了很多操作性很强的针对强迫症干预的方式方法，例如他谈到强迫症好转需要的九种能力，并提醒大家针对每一种能力做评估。作者告诉人们："强迫症的干预没有捷径可以走，我们需要脚踏实地地按照自己的练习计划，每天留出专门的时间来进行练习。"有时忍不住再三强调："任何方法发挥作用的途径都只有一条，那就是行动、行动、再行动！"这样的话在书中随处可见，几乎已经是苦口婆心了。

总的看来，本书有以下几个显著特点。

第一，理论与实践并重。作者认为理论是重要的，当然，他认为理论并不等同于繁复的论证与说辞，简洁明了的描述后就迅速进入干脆利落的行动阶段，这是作者更加提倡的。在书的开头部分，作者介绍了他倡导的体悟疗法，并从此角度分析了强迫症发生的原理。书中也有少量的名词概念，作者提到了想法认同、对象层级的想法、元想法、核心自我等，但引入这些术语，是为了更好地解释问题。例如作者讲解了"核心自我"，便由此来厘清强迫症："简单来说，所有的强迫症，所有的强迫症状，它们在干什么呢？它们都是在'自我保护'，即保护自己的核心自我免受攻击。当然这种保护是明显过度的，它让人们将脑中的危险当成了事实去应对。"本书最看重的，还是实践与理论的配合，恰如著名社会心理学家勒温的那句名言："最好的理论就是最好的应用。"

第二，东方文化与西方文化的有效结合。对于中国人而言，心理学是舶来品，心理治疗、心理咨询也是如此。强迫症的概念，也是随着心理学的发展从西方而来的。我们需要谦虚地承认，在相关的理论研究和应用上，一些西方发达国家是走在我们前面的。但是心理问题又有其特殊性，与社会文化环境密切相关，这就意味着在中国的心理学实践，应该认真考虑与中国的社会文化相结合。振明在这方面是有自觉意识的。他所运用的心理学知识，当然主要是从西方过来的，但当他把这些知识运用到中国人身上的时候，又很注意将中国文化作为强援。本书介绍的体悟疗法，从"体悟"二字的字面上就能感受到与中国文化的联系，在核心练习中首先提及的正念、八段锦等，更是直接来自东方文化的瑰宝。为了能更好地准确理解中国文化的精髓，他不仅坚持日积月累地学习传统经典，还四处寻访国内文史研究方面的专家，向他们求教。他所做的一切，都是为了达到中西文化的会通，以更利于当下国人的心理健康。

第三，个体与家庭偕行。心理学作为诞生在西方的一门学问，正统和主流的立场一直是以个体为关注焦点的。如果在西方出版一本关于强迫症的书，更常见的就是针对患者的自助书。作者在本书中当然也再三强调了心理学的立场，也就是自我的重要性。每个人都有自己内在的力量，心理学者的一项重要工作，就是提醒大家看清自己的力量，并能善于运用这种力量，让自己变得更好。但本书的一个亮点，是专门谈到了家庭的作用。作者根据自己的临床实践，不厌其烦地向患者的家属和亲人提出各种建议。例如打开心结："作为强迫症的家属，一方面我们需要撇开一部分责任，另一方面也需要承担一部分责任。我们不必为他得强迫症而负责，但是需要为他的好转承担起一部分责任。"又如端正态度："家属以什么样的态度与有强迫症的个体相处才是有用的呢？是包容、理解、支持、鼓励等，这些态度才能让他慢慢地好转。"其实，何止是强迫症，对于任何躯体或心理疾患来说，家庭的温暖都是康复的妙方。

作者在前言里说了一段语重心长的话："如果将强迫症比喻成一场心灵的感冒，那么我们可以借着这次生病的机会重新审视自己的人生，审视自己的生命，认真思考我们的时间、我们的精力到底应该投注在什么地方，投注在哪些领域，怎么样才能让我们真真正正地过上自己想要的生活，实现人生理想和价值，不枉费自己所受的苦痛折磨。经历桎梏又涅槃重生的自己，一定可以在未来的人生道路上走得更加从容坚定！"我想这段话放在当前全球新冠疫情的背景下阅读应该更有感觉。现在人类生病了，或者说地球也生病了，这当然是一场灾难，但同时也是一次机会，可以让人们重新审视自己的人生、重新审视自己的生命。

　　振明是一个律己极严的人，有时候也真够狠。书中他有一段现身说法，颇让我触动。他说为了锻炼自己的胆量，逼着自己在后半夜置身坟地，强迫自己待下来，时间久了之后，便使这世上没有鬼的信念坚定起来，自己的胆量也随之变大。我忽然就联想到振明在书中提到的各种强迫倾向的特点，有怕脏的、有怕丢东西的，"还有人可能没有这些问题，但就是整天脑子里反复地思考一些问题，非要找到确定的答案不可"。记得看到最后一条的时候，我当时便忍不住对号入座，然后马上想到如今高等院校和科研机构里的许多学者，怕也是如此吧。至于振明本人，他在干预强迫症方面颇有建树，特别能坚持，我想他在与强迫症的对阵中，怕也是不赢不休的，大致符合"整天脑子里反复地思考一些问题，非要找到确定的答案不可"这样的描述。如此看来，振明或许也是有点强迫倾向的。不过话说回来，回顾一下人类的科学技术史，又有哪些科学家的最后成功，不是因为自己有点强迫倾向呢？

钟年

2021 年 8 月 26 日于武汉大学

# 推荐序二

## 强迫，一种高浓度的能量聚集

东振明先生，我们叫他"老东家"，因为他喜欢"做东"。在聊天过程中，我不知不觉就被他带到了他所研习的中国文化之中，这是他的"强迫"。但是很多人都愿意被他"强迫"，因为被他"强迫"的时候，感觉很舒服，他会用舒服的方式强迫你对他研究的"强迫症"给出意见。他会"强迫"你参与到他所钟情的为来访患者服务的阵营里。

相比于"老东家"，我们有一些朋友不喜欢"强迫"，更不喜欢"强迫症"，更甚者对"强迫症"深恶痛绝，因为它太令人痛苦了，不是一人痛苦，而是一家人痛苦；不是一时的痛苦，而是长期的痛苦。而用药多是暂时缓解了症状，药劲儿一过，症状继续发作，痛苦仍旧如常；而致力于改善症状的心理咨询与治疗，有可能使症状与咨询师或者治疗师玩儿起捉迷藏的游戏：你来我走，你走我追，治好了这里，强迫了那里，治好了那里，强迫又转移了阵地。有人开玩笑说，强迫症非常懂得如何周旋于患者与治疗师或咨询师之间，究其原因，却是那个"强迫的"和"被强迫的"没有"对上眼儿"。没有深度共情，没有心灵的温暖与洞穿，"强迫症状"的冤屈没有得到昭雪，它焉肯离去？

面对强迫症之痛，以及治疗之难，"老东家"撰写了一本《如何战胜强迫症》，这让我既喜又忧：一喜，强迫症一向被划归于疑难杂症，当代精神医学将其称为"精神障碍"，心理咨询师无下手的资格。而"老东家"敢于在其怖畏氛围之中大吼一声，也算丈夫所为！"老东家"从事心理咨询十六年，并与精神科医生合作多年，想必已经将精神医学与心理咨询作了深度整合，借咨询师之口整合精神医学与咨询心理学，成一家之言，助力有需求的来访者，对强迫症患者来说不失为一个福音。

在百度百科中搜索"强迫症"，会出现如下信息："强迫症（OCD）属于焦虑障碍的一种类型，是一组以强迫思维和强迫行为为主要临床表现的神经精神疾病，其特点为有意识的强迫和反强迫并存，一些毫无意义，甚至违背自己意愿的想法或冲动反反复复侵入患者的日常生活。"即"神经精神疾病"，也就是说这种病非常难以治愈，而且成因不清、疗效不明。但凡成因不清楚的疾病，都会在我们心理上制造一种"难"以治疗的感受与认知。而"老东家"居然敢大言不惭地说"三句话战胜强迫症"。我并无讥讽、嘲笑之意，而是想用我的嫉妒之心来表达对"老东家"不受限于既往专业的限制而能够继续深入研究的勇气与执着的赞叹之情。

这一喜之中自然也暴露出我对强迫症的畏惧之心和强迫症治疗之艰难，还有对有为青年的无畏精神和敢于超越之喜，或许这种感佩之中也有搭车之嫌——此位勇士我认识！自己没那种能力，但因识得勇士也觉得脸上有光，更何况此等勇士还要"强迫"我写点什么，似乎这种美差降临到我身上也是一种荣耀。

忧之一字，却也道出我对强迫症治疗之"怕"，而这个"怕"也便投射到对"老东家"著书的担忧：有理论，强迫症患者看得懂吗；有操作，强迫症患者会按你的提示操作吗；有体悟、有悟性的人会得强迫症吗？

以上这些担忧使我在想法上认同了诸多精神科医者对强迫症治疗所下的"难"的定义，这种认同便也成为我的一种"强迫性思维"，而这种强迫性思维来自于我对医者的过度认同，也来自于自身对医治强迫症的"无知"，这种"无知"背后是我对自己的能力的质疑。

我试着参照"老东家"书中给的"二阶段模型"（即想法认同和情绪驱动）展开治疗。

我认同了什么想法吗？是的，我认同了医学的"权威"，对应的便是我自己的平庸，甚至是无能感，以及我对医疗知识与技术的匮乏；也认同了医疗之"难"，对应的是我所经历、所见证的无法医治的某些疾病与死亡；最终便也认同了强迫症治疗之"难"，因为我听到的治不好的消息多于治好的消息；认同了行业规则，却也泛化了专业无能感，认同与接受了自己的"有限性"；认同了"心理咨询师不能治疗强迫症"之专业边界设置，却因为童年的超我认同而泛化成为"我不可以碰强迫症"，从而失去帮助强迫症患者进行心理建设的可能性，认同了"我不可以突破边界去探索"这一超我认同中的惩罚经验，也认同了自己曾经的创伤引发的"无能感"，对应着我们从小就有的认为自己无所不能的幻想的破灭。这一系列认同都对应着内在的欲望、情结、防御或创伤，当它们与认同重叠在一起的时候，我们便失去了着手治疗的"靶目标"，因为重叠的认同覆盖了早期认同的痕迹，使最初发生强迫的"动力源"或"刺激源"隐藏在自我意识之外，有如一支银针消失在千里白雪之中，无迹可寻。这种"认同"成为我们"不敢""不能""不可以"的声音的代言人，这种声音背后跟随的是隐隐的惩罚者的"高大"与"全能"，而那个"高大"与"全能"的惩罚者所对应的是小时候无助、无能、无奈、无力的创伤性经验。这种认同成为自我设限的最大障碍，而破解这个自我设限的前提，便是反认同。于是，在知晓了认同与反认同之后，自我功能就重新掌舵：拥有遵守规则与突破的灵活性。例如，我可以选择平素遵守交通规则，而在救人时允许自己闯一次红灯……因为一切创新都伴随着对旧有事物的突破；一切完善与发展都充满了新的创造与尝试。

有什么情绪出现吗？是的，不过此种情绪被我强大的理性功能掩盖了，只有心思极其敏锐方可洞见。在一系列的想法认同之下，曾经被治疗失败的经验、咨询失败的经验、自恋受损的经验以及死亡焦虑的经验一股脑儿地渗透在广泛的怀疑之中并使其他情绪和行为产生，既有思维、观察，又有掩盖、藏匿、变身之后的哀伤以及自恋受损之余的生气，而生气则陪同着失望一起出现，再细致体会下去，又发现失望却是因期待而生，因理想化而有，因幻想而存在。倘若再细致一些，仍然可以看到每一种存在——无论是期待或者理想化、幻想，以及生气、愤怒等情绪的出现，都伴随着自我价值的不充沛、不饱满、不稳定、不安全、不被满足……

如此一层层探索之后我们便会发现，强迫之下累积的是受伤之后的多重失落、无望与习得性无助和功能性失调。而随着强迫出现的，却也是生命力，一种"不认同"的觉照与挣扎，只不过这种"觉照"尚处于无意识的本能推动之下而没有进入意识层面。但是因为内在觉照功能尚在，便使得在这种认同之下弹压出它的对立面——那种"不认同"顺着"认同"来时的路径以反抗的形式显现。如此，一种认同，一种潜意识的不认同均产自于我的内在生命力，只因意识程度不高而处于势均力敌的较量之中。"认同"与"不认同"这两部分因为并未同时亮相而导致我们忽视过往所见。最重要的是，这两种存在于意识与无意识之中的力量进行角逐之时，它们的生长之源（那种心性）却出现了"功能失调"，因此无法对对立、区别、冲突的两面性进行协调。于是，便产生了"卡在门口"的强迫——想进的进不来，想出的出不去。双方多次发力，出者用力，进者猛攻，势均力敌而僵持不下。

这种现象让我联想到"三角关系"的相关画面：一个小孩子面对父母争吵互不退让的局面无法做出选择，不能支持妈妈，也不能选择爸爸。支持妈妈便选择了弱势，这代表其害怕爸爸的强势、暴力与被惩罚；选择爸爸似乎又背叛了妈妈而让自己失去包容、温暖与关怀。孩子看着父母你来我往、无休无止地争执，小脑袋左看看爸爸，右看看妈妈，摇来晃去停不下来。这个摇来晃去的小脑袋，有可能便记下了"左右左右左右左右"的肢体语言，渐至泛化到产生一遇到较大的矛盾冲突就摇头晃脑的强迫习惯性反应。

对于孩子而言，不能做出选择，是因为两边都喜欢，两边都厌恶，两边都有吸引力，两边都会令其产生恐惧感，做出任何选择都会受伤，不做出任何选择也会受伤，真的是左右为难。上升到意识层面是选择性困难，下降到潜意识层面是强烈的矛盾冲突。

我不太懂强迫症，自知写不出像"老东家"一样的条分缕析的操作性指导性著作来，但是从书稿看来，里面确实介绍了一些可以拿来一用的操作性方法，这很难得。一个强迫性的不能"结束"的症状，以反复的形式不断重复出现，就像一个不断告状的上访户，围绕自己的"冤情"反复诉说、反复上告要个说法，也就是说他一定有一个出自他内心的"说法模型"。但是它既然难于选择，"老东家"索性让他把矛盾冲突意识化：写出"强迫症带来的好处"和"强迫症带来的坏处"，甚至写"十个价值观领域"的某种重要程度。

精神分析的鼻祖弗洛伊德提出了一个"强迫性重复"的概念，大意是说创伤会避开意识的监控，在潜意识的运作之下再现。也就是说有时创伤会心不甘、情不愿地表面上似乎消失了，但是在潜意识之中，创伤似乎有一个独立自我，而不隶属于个体整体的人格自我，它因为受伤而怀疑意识自我的能力，于是选择"独立"——我们姑且称它为"创伤自我"，一方面不让意识自我发现这个"创伤自我"的存在，一方面选派超级敏感、极其敏锐的侦察功能经修饰之后潜藏在日常功能之中，另一方面却积极备战重点防御伺机战斗：逃跑或报仇，它不相信意识自我或者理性功能可以帮到自己，于是自组部队进行自我保护。所以，与创伤类似的事件总是会出其不意地显现。

强迫症有其潜意识运作的规律，但是它好在呈现的许多症状是有现实依据或现实意义的，潜意识的创伤自我就隐藏在强迫症状之中，也隐藏在具有现实意义的强迫症状意义之下，抽取其核心的象征意义，或许是可以接近强迫症患者通过反复的症状言说的隐情吧——看得见的症状是大众生活之常而看不见的隐义却是患者真正的"借尸还魂"的精妙计划。将无法言说或者羞于言说的体验、感受，隐藏在日常生活的常见现象之中，恰也是强迫症患者心灵之精巧的体现。

强迫症患者也有精妙如斯的明灵妙心：制造一个强迫的现象，并夹杂一个左右为难的悬疑情结。如果把这个现象或者过程比作鸡毛信的话，能否解决当然要看医者盯着的是鸡毛还是信，也取决于医者是否具有洞察人心的能力。

若果真如此，"老东家"的三句话，便无疑是在试图提供一个地图，带领有心人按图索骥寻得宝物而归，那个宝物应该是心灵自由，应该是身心健康，应该是人际和谐，应该是家庭和睦。这份心灵向导的良善行动是值得肯定的，是值得倡导的，希望他这份探索心灵世界的勇猛之心继续精进而行，也希望"老东家"借助此书的出版在助人助己的道路上健康前行！

是为推荐！

马宏伟　博士

国际分析心理学会心理分析师候选人

2021 年 8 月于本觉书院

前　言

　　强迫症是一种严重影响人们生活和工作的心理疾病，被世界卫生组织列为影响人类社会功能的十大心理疾病之一。如果你本人就患有强迫症，或者你的配偶、父母、孩子患有强迫症，你会发现经历强迫行为是让人非常痛苦的事情，而和强迫症共同生活也会令人抓狂、身心疲惫！

　　强迫症会使个体耗费大量的时间。清洗型的强迫症患者，洗一次手短则花费四五分钟，长的可能得持续三四个小时；洗一次澡短的可能花费七八十分钟，长的甚至会持续几十个小时。一些检查型的强迫症患者，可能要耗时半个多小时检查门锁，有的需要用五六个小时检查煤气。患有强迫症的人由于在强迫行为上投入了过多的精力，经常导致自己无法正常工作、学习或社交。

　　在这种日复一日的强迫行为中，很多强迫症患者的内心充满了纠结和矛盾。他们一方面觉得应该不需要如此频繁地清洗，应该没有出错，应该不会发生失窃或者火灾；另一方面又觉得，万一没有洗干净因此得病了怎么办，万一发生了疏漏，有危险怎么办？这样一来他们就会陷入进退维谷、左右为难的境地，不知道究竟应该怎样选择才是对的。他们还会承受来自于自尊的压力，当人们意识到强迫行为是不正常的，自己和别人不一样时，就会极力地掩饰自己的症状，不想让别人发现自己的异常。他们越努力遮掩，越想表现得和周围的人一样，内心就会越痛苦。

强迫症患者最明智的选择是接受正规专业的治疗或咨询。对于那些情况比较严重的强迫症患者，建议首选药物治疗同时配合心理咨询。儿童和青少年以及情况不是非常严重的强迫症患者，可以首先考虑接受专业的心理咨询，最好能找到对强迫症非常了解并且有丰富经验的咨询师。遗憾的是实际生活中由于种种原因，如地域、经济条件、接收信息的渠道、医疗资源等，很多人并不容易获得正规专业的帮助。这导致很多受强迫症折磨的朋友和家人，没有办法找到有效的途径来缓解痛苦，以至于病情延误了很多年。这正是我写本书的原因，我想帮助更多强迫症患者及其家人通过学习本书中的方法，培养自己摆脱强迫症的能力，逐步改变强迫症的心理模式，慢慢走出强迫症这片迷雾森林，过上自己真正向往的生活。

本书系统详细地介绍了如何应用体悟疗法摆脱强迫症的各个环节与具体方法。之所以称为"疗法"纯粹是为了顺应大家约定俗成的语言习惯，就像有些时候人们可能会把心理科医生、精神科大夫和心理咨询师都称为"心理医生"一样，事实上心理咨询师并不在"医生"之列。所以本书所说的"疗法"是一种锻炼身心的方法，并不涉及医疗领域。"强迫症"的说法也是为方便交流而借用的医学术语，请读者了解。这套方法整合了国际上公认的对强迫症有效的疗法，包括暴露与反应阻止法（ERP）、认知行为疗法（CBT）、接纳承诺疗法（ACT）、森田疗法、正念技术以及我国传统文化中的一些思想。它从能力养成与提升的角度，赋予强迫症患者新的思路来应对强迫症状，同时注重体验与现实的互校，改变强迫症患者与强迫观念以及情绪的关系，帮助患者从容地走出强迫症的泥潭。大部分强迫症患者都能够从中获益，摆脱症状，重新找回自己的人生目标。我希望将这套方法分享给更多深受强迫症困扰的朋友，让大家在走出强迫症的道路上少碰壁、少走弯路，能够更快地从强迫症给我们挖的坑里爬上来，找到回家的路！

体悟疗法的第一个明显优势是干预强迫症的原理和方向简单明了！其原则可以总结为三句话，即看清想法、选择行为、经历情绪。针对想法、行为和情绪这三个层面，分别采取三种不同的应对策略，会让人立刻就感觉内心明亮起来，最起码知道自己应该怎么面对强迫症了。

第二个优势是该疗法的结构性和可操作性特别强。结构性强指的就是我在总结十六年咨询经验的基础上，为帮助来访者走出强迫症设计了一套具体有效的流程，我会将第一步从哪里开始工作，第二步要面对什么问题，第三步要做什么，都逐一分享给大家。它相当于走出强迫症迷宫的地形图，有了它我们脑中自然就有了一个方向。可操作性强指的就是在体悟疗法的推进过程中，大家可以明确知道自己在每一步当中具体应该做什么，这么做会遇到哪些问题与阻碍以及遇到问题需要怎么解决。于是在手握"地图"的同时，大家还会得到帮助自己不断前进的详细攻略。这样一来，如果大家能够按照书中介绍的方法去实践和练习，强迫症的问题就能迎刃而解了！

早日走出强迫症，应该是每一位翻开此书的朋友内心都怀有的期待。如果认真践行体悟疗法，我们将有以下三个方面的收获。

首先，击破强迫循环，瓦解强迫症。由于强迫症的存在，大家好像走入了一片生活中的雷区，脚下到处都埋藏着地雷，每走一步都很危险。强迫症患者不论做什么事情，都必须小心翼翼，因为不知道强迫症会在哪个时刻突然出现，引爆其内心的恐惧，所以患者整日提心吊胆、苦不堪言。假如有一天我们真的能够走出强迫症的牢笼，那将是一种怎样轻松自在的状态呢？体悟疗法就是致力于攻克强迫症的有利工具，能帮助有需求的朋友消除强迫症状。

其次，探寻价值观，找到属于自己的人生道路。如果将强迫症比喻成一场心灵的感冒，那么我们可以借着这次生病的机会重新审视自己的人生，审视自己的生命，认真思考我们的时间、我们的精力到底应该投注在什么地方，投注在哪些领域，怎么样才能让我们真真正正地过上自己想要的生活，实现人生理想和价值，不枉费自己所受的苦痛折磨。经历桎梏又涅槃重生的自己，一定可以在未来的人生道路上走得更加从容坚定！

最后，帮助我们提升自己的人生境界。个体之所以会得强迫症其实是因为对某些东西太执着、太在意了，不愿意看到它们变得不好，以至于用力过度，使强迫症有机可乘，结果却导致过犹不及。当然，这并不是否认大家追求进步、渴望美好的本性，如果我们既可以保有对生活的热情，追求自我实现，又不过于执着和僵化，那么我们就找到了独属于自己的节奏，可以从容地追求人生的目标了。很多已经从体悟疗法中获益的来访者都有一种重新认识自己、更接纳自己的体验。

本书的受众包括但并不限于以下人群：

- 受到强迫症困扰的读者；
- 家人受到强迫症困扰的读者；
- 从事强迫症干预工作的专业人士，比如心理咨询师、治疗师或者精神科医生；
- 对强迫症感兴趣的其他人群。

本书由四个部分组成，所有内容都是围绕"看清想法、选择行为、经历情绪"展开的。第一部分主要介绍了如何正确认识强迫症。我国有句古话叫作"知己知彼，百战不殆"，想要解决强迫症，就需要先了解强迫症究竟是怎么回事才行，包括强迫观念是怎么产生的；为什么自己的想法这么多，而且还总是想同一类的问题；为什么偏偏是自己得了强迫症而别人却没有得；这些强迫观念到底有什么意义；到底要不要做强迫行为；如果不做就焦虑不安，情绪真的会自己消失吗；为什么强迫行为做得越多，越是怀疑和担心；应该把精力花在什么地方呢；该如何让自己的生活回到正常的轨道……针对这些常见的疑问，我们要有整体的了解，这是第一部分内容要回答的问题。这样才能明白后续的方法为什么会有用。

第二部分介绍了战胜强迫症的核心练习。最近几年，正念练习在国内外都被很多专业机构和心理专家所肯定与推广，甚至有越来越多的关于正念的各种小程序进入大众生活，我们可以比较便捷地找到很多正念练习的学习资料。那么正念练习和强迫症有什么关系呢？我碰到很多向我咨询的朋友，他们练习正念已经很久了，强迫症虽然有些变化，但效果好像还是不够明显，甚至有些人去寺庙里参加完全禁语的闭关式禅修练习，有些人甚至参加了十几次，还是没有解决强迫症的问题。所以正念练习一定要和强迫症对接才能真正发挥作用。虽然正念练习的大部分内容都是差不多的，但是怎么把它与强迫症的干预相对应，这才是体悟疗法最具独创性的一方面。在这部分，我会详细介绍正念练习起作用的原理，每一种练习和改变强迫症之间的关系，以及如何运用正念练习培养的能力帮助自己摆脱强迫症等。

第三部分介绍了如何战胜典型的强迫症。在打好理论基础，通过正念练习持续培养心理能力之后，我们就需要进入实战阶段了，而采取行动之前制订一份详细的计划必定会事半功倍。每一种强迫症的类型都有其自身的特点，比如有的人主要是怕脏、怕传染病所以要反复清洗；有的人主要是担心自己丢东西，担心门没锁好，所以就会反复检查确认；还有人可能没有这些问题，但就是整天大脑会反复思考一些问题，非要找到确定的答案不可等等，情况各不相同。我们需要将统一的原则具体化才能将治疗强迫症的方法发挥得淋漓尽致，仅仅靠正念练习克服强迫症是不够的。目前国际公认的方法还是暴露与反应阻止法。所以除了练习正念之外，我们还需要进行其他的行为训练。我会告诉大家如何实施以正念为基础的暴露练习，帮助大家逐步打破强迫症设置的陷阱。

第四部分涉及强迫症家属如何帮助患者。因为强迫症不仅是个人的问题，它还会把整个家庭卷入其中。作为强迫症患者的家人，究竟应该如何帮助强迫症患者呢？是不是需要完全答应他的要求呢？他让我洗手我就得去洗手吗？他让我怎么回答我就得怎么回答吗？长此以往，很多强迫症家属可能会发现，如果没有百分之百地满足患者的理想化需求，他就会大发脾气、大吵大闹。家人可能会被折磨得没办法，又害怕患者真的崩溃，症状更加恶化，最后只能屈服。可是这样真的行吗？或者说这样会有利于他们好转吗？能不能强行阻断强迫症患者的强迫行为？如果限制他的行动自由会不会就能治好他？这些都是强迫症患者的家人会遇到的困惑。在本书的最后一个部分，我会和大家分享作为强迫症患者的家人，究竟应该怎么做才能真正帮助他们。

要想走出强迫症，关键是要付出实际行动，而不仅仅是明白道理。如果仅仅是阅读本书就能好，那么强迫症在这个世界上早就销声匿迹了。这就像一个人生病了去医院就诊，医生给他开了一个药方，上面写了一天吃3次，一次吃2粒，温开水冲服，回去吃药就能好一样。如果这个人回到家拿着医生开的药方天天看，把药物说明书读得滚瓜烂熟，但是就是不吃药，那么这些药怎么会起作用呢？所以真正能够帮助自己好起来的关键因素就是行动，包括记录自己的强迫症状，评估焦虑水平，练习正念以及进行暴露练习等。

阅读过程中不要对书中讲的理论刨根问底。体悟疗法的理论和其他一些理论有不一致的地方，这是正常的，也是必然的，因为每个理论背后的假设不一样。如果不是心理学专业人士，最好不要深挖理论，以免再次落入强迫症的陷阱之中。本书讲到的理论和方法都是在强迫症这个语境中的，它可能并不适用于所有的情况。最后，这是一本心理自助类的书，它不同于正式的心理咨询，如果条件允许，建议患者首先考虑接受正规专业的治疗和咨询。

　　保密是心理咨询伦理中最重要的原则之一。为了更好地帮助读者，书中需要涉及各种强迫症的症状，但这些症状都不是来自于真实的个案信息，而是作者根据行文的需要杜撰出来的。可能有些读者会感到书中的症状就是自己的表现，这只是因为强迫症的共性所致，绝非作者泄露了您的信息。

# 目　录

第一部分

正确认识强迫症

# 第一章
## 得强迫症的为什么是我

### 二阶段模型

我为什么会得强迫症？这是许多强迫症患者内心都有的一个疑问。自己的生活状态和别人也没有太大的差别，都一样上学、上班、乘坐公共交通工具、进出公共场所。自己究竟为什么会陷入强迫模式当中呢？难道只有自己会担心感染病菌或者忘记锁门吗？事实好像又并非如此，周遭的人其实也有类似的担忧，那他们怎么没有得强迫症，只有自己得了呢？为了解决这种疑惑，相信很多朋友都在积极寻找心理学方面的解释。接下来，我们就从本书重点介绍的体悟疗法的角度分析一下强迫症发生的原理，即强迫症的二阶段模型，以方便大家理解自己患上强迫症的原因，也为今后实施体悟疗法打下一个坚实的基础。

二阶段模型指的是强迫症形成的两个关键的心理过程：一个是想法认同，一个是情绪驱动。强迫症就是经由这两个步骤将我们拉入痛苦的漩涡的。那么首先，什么是想法认同呢？简单来说，人类的大脑每天会有六七万个想法出现，大部分时候我们的大脑里会不断地产生想法，而很少处于空白的状态，只不过我们平时没有关注而已。可能有人会感叹说大脑的"产能"真是高啊，自己竟然可以想出这么多的想法。那么，所有这些想法都是正确的、合理的、有意义的想法吗，都是大脑对现实世界比较客观恰当的反应吗？答案是不一定。很多时候我们的大脑中产生的这些想法其实是不合理的、不现实的，或者说是对我们的生活、对我们自己没有什么好处的。比如，出门忘记带手机，就觉得今天一定会糟糕透顶。

想法认同指的是我们把大脑里出现的想法当成了事实。简单来说，就是你认同了自己的一个想法。在心理学专业术语里面，开始出现的这个想法叫作"对象层级的想法"，然后我们会对这个想法产生一个想法，我们把它叫作"元想法"。我们对这两个概念其实不用深究，我们只要知道想法认同就是自己产生了一个想法之后又相信了这个想法，认为它是对的、是真的、是合适的，就发生了想法认同。

举个例子，我们现在都闭上眼睛想象一下：五分钟之后会有一场巨大的灾难降临，整个世界天崩地裂，整个地球被毁灭，所有生物都会灭亡。大脑里一直想着这个想法，请注意这是大脑里出现的想法，接下来你会有什么反应呢？你是否会感觉到心跳加速、呼吸急促、浑身颤抖，甚至虚脱无力呢？毕竟世界末日来临了！我猜绝大部分的人并不会这样。为什么呢？为什么我们已经有了天塌地陷的恐怖想法，却没有产生剧烈的情绪反应呢？事实上，虽然我们的大脑中存在这样的想法，但是大部分人会非常自然地冒出一个想法："这是不可能的！"这种情况就是没有认同大脑中冒出的关于世界末日的想法，不相信这个想法是真实的。

在中国有一个耳熟能详的成语——杞人忧天。杞国有个人整天想着"天如果塌下来可怎么办呀"，自己被这个想法吓得食不知味、夜不能寐，天天提心吊胆盯着天空看，就怕天真的塌下来。这个人之所以如此担忧就是因为他相信了自己脑中的想法，他认为天是真的会塌下来的，而真的发生可就糟了，于是他变得惶惶不可终日。这就是一个非常典型的想法认同的表现。强迫症也是如此，不管是哪种类型的强迫症，我们一定都是首先认同了自己脑中的强迫观念才开始变得和别人不一样的。

比如，清洗型的强迫症患者在摸门把手的时候，他的大脑中就会冒出一个想法："这个门把手被很多人摸过，上面一定会有各种细菌和病毒，现在我摸了，我肯定会感染疾病。"他就是因为相信了这个想法才变得焦虑，所以不得不通过洗手来缓解焦虑。

但是如果向一个没有清洗型强迫症的人提出这个问题，比如询问一位检查型的强迫症患者是否担心摸了门把手很脏会得病，那他一定会马上这样说："哎呀，怎么可能呢？"这就是没有发生想法认同的情况，所以也就不会产生焦虑不安的情绪。或者当我们向患有检查型强迫症患者的父母询问同样问题时，他们也不相信这个想法，甚至可能反过来提醒我们别想太多。

同样，如果一位检查型的强迫症患者告诉我们说门窗水电都没有关好，最好再多看几遍吧，那么我们会怎么回应呢？相信这个时候我们一定会立即斩钉截铁地说："灯一关就能感觉到光线暗了，怎么会没关好！"所以我们不会认同他的强迫观念。不过对于检查型的强迫症患者来说，他的确会相信灯确实有可能没关好的想法，所以才会陷入强迫循环。

想法认同导致我们产生了相应的情绪反应，通常来说，在焦虑情绪的驱使下，我们就不得不采取行动了，这就是强迫症发展的第二个阶段，叫作"情绪驱动"。很多强迫症患者知道强迫行为是不必要的，但是还是忍不住实施，原因就在于那些让人痛苦的情绪。是这些害怕、焦虑、恐惧、恶心的情绪驱动着我们不得不去做强迫行为或者回避强迫行为。那么什么时候才能停下来呢？那就是当我们觉得那些痛苦的情绪得到缓解之时。

所以情绪驱动了行为，行为反过来缓解了情绪，这就是情绪和行为的关系。所有的强迫行为都是受情绪驱动的，如果没有情绪，我们就不会去做这样的行为了。比如说，现在着火了，如果我们一点儿都不害怕，没有害怕的情绪产生，那我们就不会快速逃跑。我们之所以能快速有效地逃跑，正是因为有恐惧情绪在驱使着我们。

绝大部分的强迫症都包含这两个阶段。某些特殊类型的强迫症可能只有一个阶段。有些只有想法认同这个阶段，也就是说只有强迫观念，没有强迫行为；而有些只有情绪驱动这个阶段，也就是说只有强迫行为，没有强迫观念。当然这两种所占比例都很少，前者不到 10%，后者则为 2% 左右。

体悟疗法干预强迫症的三原则正是基于二阶段模型提出来的，是打破强迫循环的关键所在。因为想法认同，我们踏入了强迫观念的圈套，那么重新看清想法，看到强迫观念的不现实、不合理，进而离开这些想法就是改变的第一步。既然我们无须理会强迫观念，那么自然也就没必要去实施强迫行为，否则就会继续困在强迫的陷阱里。所以选择行为很重要，我们要朝着自己认为有价值的方向去行动。最后一个环节就是完完整整地经历情绪，停止回避，彻底打破强迫症对我们的束缚。

## 核心自我

为什么不同的人会得不一样的强迫症？通过二阶段模型我们已经可以理

解自己为什么会得强迫症了，对于一位害怕传染病的强迫症患者来说，当他脑中冒出类似于"门把手不干净会传染病菌"的想法的时候，他就比较容易认同。不过假如我们对一位检查型的强迫症患者提出这个想法，他往往并不认同该想法，甚至会觉得太小题大做了。同样，迷信型的强迫症患者比较认同"看到数字 4 就会倒霉"这样的想法，而患有余光强迫症或者口水强迫症的朋友则会对这个想法忽略不计，根本不会认同该想法的内容，即便真的遇到数字 4 也该做什么就做什么，不会将自己的分神归咎于看到了不吉利的数字。

许多强迫症患者会发现，如果不是同一种类型的强迫症患者，彼此之间都不太容易理解对方为什么会认同那样的强迫观念，因为那看起来并不可信，也并不可怕呀！所以在本章，我们就来梳理一下为什么不同的人会有不同的强迫症状，会认同不一样的强迫观念，这样我们就能更理解强迫症发生的深层原因，也能为将来的好转指明方向。

首先，这个问题在医学上无法获得解释，因为所有强迫症的检测结果都是大脑中的神经递质——5- 羟色胺——含量异常，又或者说是脑基底神经节功能异常以及皮质—纹状体—丘脑—皮质这个环路有问题。生物学上的原因是针对整个强迫症群体的，很难解释每个个体之间的症状差异。而体悟疗法为弄清这个问题提供了开创性的视角，即我们都会对威胁到核心自我的那些想法产生认同。这里有一个关键词就是"核心自我"，它的含义也很简单，就是我们认为使自己赖以生存的核心内容。我们每一个人都有很多自我概念，比如我的健康、我的安全、我的财物、我的能力、我的名誉，等等。

但是这些内容并不一定都被我们认定为使自己赖以存在的核心内容。那么核心内容到底意味着什么呢？它意味着如果这一部分面临危险或者被攻击了、被毁灭了，那自己的存在就没有意义了，也就是说感觉活着就没什么意思了。比如说，每年高考成绩公布之后，各个学校的录取分数线划定之时，新闻里总会报道极少数学生因为考试成绩不理想结束了自己的生命。为什么这些学生会做出这种极端选择呢？因为对他们来说，人生最重要的、最核心的意义就是考上理想大学，否则自己就什么都不是，人生什么意义都没有了。因此高考成绩对他们而言就是最重要的，如果分数达不到他们的期待值，他们就会感到生不如死。考试失利意味着他们存在的意义消失了，所以生命也就跟着消失了。

生活中这样让人痛心的例子还有许多，比如有些人因为股票大跌损失了很多钱，或者由于决策不利导致公司破产，从此一蹶不振、浑浑噩噩了此残生，甚至有些人最终走到了结束生命的地步。对他们来说什么是自己赖以生存的核心内容呢？答案便是财产。如果失去了财产，那么自我的存在就没有意义了，也没有价值了，所以他们才会不想继续活下去。有的朋友会在失恋或者最亲近的人过世时，感觉一个人独活于世没什么意思，只剩下无尽的痛苦。对他们而言，那个内心最爱的人，就是他们赖以存在的核心内容。

由此可见，每个人内心看重的、支撑自己生命赖以存在的核心内容是不一样的。在中国文化中，人们对面子其实是非常在意的，换句话说就是非常看重自我形象与尊严，甚至超越了一切。人们一旦认为自己在某件事情上丢人了，就会感到非常挫败和绝望。通过这些例子我们就能明白，所谓的核心自我就是我们自己最在意、最看重的那部分内容，它必须得到最好的保护，必须向好的方面发展，而绝对不能处于风险之中。

核心自我在强迫症的形成中发挥着重要作用，那么它是如何形成的呢？首先一部分来自遗传，其次更重要的则是由后天环境、成长经历这些因素共同决定的。比如说遗传，我们绝大部分人都会有的一个核心自我就是躯体自我。有句古话叫"留得青山在，不怕没柴烧"，意思就是身体是一个人最重要、最根本的存在，如果命都没了，那做什么都不可能了。

清洗型的强迫症患者普遍害怕得传染病，比如艾滋病、狂犬病、肝炎，等等，因此他们会通过反复清洗来缓解焦虑，他们的核心自我就是指向这个躯体自我的，他们要保障自己躯体的健康和安全的。所以我们会发现，关于病毒、细菌的消息会立刻引起他们的关注，而且他们也很容易认同那种自己可能会感染病菌的想法。检查型的强迫症患者则大多在意自己的财产安全，对于他来说丢东西这件事情很糟糕，财物绝不能丢。

一个人的成长经历会如何影响核心自我的形成呢？比如，有一个人的父母是医务工作者，他们从他小时候起对卫生环境的要求就比较严格，总是叮嘱他要勤洗手，只要碰过脏东西就必须洗手，否则就容易生病。久而久之这个人对自己身体健康的重视程度就可能高于其他方面。如果又遇到了其他刺激事件而发展成强迫症的话，他就会发展成为清洗型的强迫症。如目前仍在持续的新冠疫情就是一个刺激事件，这会让他格外注意，加倍小心，他非常害怕躯体自我发生不好的变化，从而可能慢慢超出正常的防护范畴，发展成清洗型强迫症。

再比如，一个人小时候家里的经济条件不是太好，父母总是告诉他要节俭，尽量不要浪费东西。有一天，他在吃饭的过程中不小心把一个碗打碎了，结果父母严厉地批评了他并且罚他不能吃饭，从此他就开始害怕损坏物品。又过了几年，他上了初中，有一次学校需要收取几十元的材料费，他在上学的路上不知道怎么回事就把这几十元钱弄丢了。他没办法硬着头皮告诉了父母，结果又被狠狠地训斥了一顿，甚至被父亲打了一巴掌。这件事情让他非常自责和内疚，因为父母的文化水平不高，挣钱确实很辛苦，他深感自己太马虎大意了。在这样一个一旦造成损失就会被批评惩罚的环境中长大的人，很容易把财物当成他的核心自我。如果日后遇到压力事件的刺激，比如说下班需要锁门的时候，他就很有可能因为害怕门没有锁好导致失窃而反复检查，最终发展成为检查型强迫症。上述例子说明强迫症的发生一定是和自己最在意的那个方面有关的，因为太在意了，所以我们就会有各种威胁到它的想法出现，而且容易对这些想法产生认同。

综上所述，我们之所以会得强迫症就是由这两个层次决定的。底层指的是我们要比别人更重视、更看重某个方面、某个东西；上层指的是在其他刺激条件都合适时，就会对这类的想法产生认同，然后由情绪驱使着开始去做强迫行为和回避行为。简单来说，所有的强迫症、所有的强迫症状为什么会出现呢？其实它们都是在"自我保护"，即保护自己的核心自我免受攻击。当然这种保护是明显过度的，它们将个体大脑中的危险当成了事实。

# 第二章
## 强迫症是精神界的"癌症"吗

在强迫症的朋友圈里曾经流传着这样一句话：强迫症是精神世界的癌症。时至今日，还是有很多强迫症患者会不断地提起这句话，讨论它的可能性，受其影响，内心难安，害怕自己一辈子活在强迫症的阴影里，得不到救赎。有的人本来已经快要康复了，基本上在生活和工作中不受强迫症的影响了，但是一看到这句话，就开始担心自己可能没有真正康复，还存在一些问题，或是留下了隐患，将来强迫症又会卷土重来……

因为人类目前还没有攻克癌症，这种病还无法根治。所以，强迫症患者内心充斥着各种负面情绪，变得抑郁、无助甚至是绝望。他们不再努力面对症状，也失去了自信心，所以这句话的影响还是不容小觑的。有时有的强迫症患者的大脑中偶尔有一些闯入性的想法出现，偶尔有一点焦虑情绪产生，这本来并没什么，是康复过程中的必经阶段，也是普通人都会遇到的情况，但是就是因为想到这句话，他就觉得强迫症果然还没好，从而又陷入了对未来的焦虑之中。

这句话到底出自何处，现在并无从考证，但是我想非常明确地告诉大家：现在看来，这句话绝对是错误的！它会对所有强迫症患者形成误导。如果说"强迫症没有什么好的治疗方法"这句话放在1960年之前来说还是可以接受的。事实上，在1960年之前，很多人都认为强迫症是精神世界的"癌症"，很多专业人士也没有办法治疗强迫症。

我们需要了解一下强迫症的历史。强迫症最开始进入正规的医学界是在1838年，法国的一位精神病学家最早报告了强迫症，这是强迫症走入科学界的标志。其实在此之前也有强迫症的病例，只不过没有被医学关注。在这之后强迫症得到了医学界的重视，医生们也开始致力于研究有效的治疗方法，包括弗洛伊德。但令人遗憾的是，那段时间大家对强迫症确实没有什么实质性的干预方法。

但是到了20世纪70年代，上述情况就发生了巨大的转变。第一个标志是暴露与反应阻止法的出现。1966年，英国的心理学家迈尔首次报告了他运用暴露与反应阻止法干预强迫症的显著疗效。到目前为止，这种强迫症干预方法是被世界循证医学研究证实为最有效的方法。第二个标志是对强迫症有效的治疗药物的出现。很多强迫症患者服药后感觉强迫症状虽然还在但是不影响其生活了，也不那么难以控制了。至此，强迫症难以治疗的僵局就被彻底打破了。所以大家一定要知道，强迫症早就可以治疗了，并没有传言中那么可怕。

如果倒退100年，肺结核也相当于一种"癌症"，那时候人类对这种疾病束手无策，患者只能走向死亡，但是现在肺结核早已被现代医学攻克，不再是一种无法治疗的疾病了。过去我们确实对很多疾病束手无策，但是随着医学的发展与科技的进步，现在医学界已经攻克了很多难关。强迫症也是这样的，只要患者积极主动配合治疗，一般来说患者都是可以恢复正常生活的。

就心理咨询领域来说，许多专家经过研究在行为疗法的基础上融合了认知疗法，从而形成了认知行为疗法，并成为目前国际公认的对强迫症最有效的方法。另外，森田疗法对改善强迫症也非常有效。最近几十年开始流行的正念，都在为强迫症的好转提供各种各样的选择。

医学领域除了药物治疗之外，也在发展一些新的干预方式，比如经颅磁刺激，虽然它没有被大量的研究证实百分之百有效，但是已有的研究显示，对于一部分人来说还是有效果的。此外，还有一些治疗方式比如说电抽搐治疗、颅内电极埋藏术等。如果患者的强迫症非常严重，已经尝试接受主流的心理治疗和药物治疗都无效后，也可以考虑接受外科手术。

总之，我们现在有很多方法可以使强迫症得到改善。根据经验，对于成年的强迫症患者来说，在药物治疗和心理咨询双管齐下的情况下，大概有80%的人都可以好转。所以大家不要再被"强迫症是精神世界的'癌症'"这句话误导了。目前有很多方法可供选择，只要去正规的医院或专业的心理咨询机构，找到适合自己的、正确的治疗方法，强迫症是完全可以好转的！

前几年网上有一个视频，内容是某地一家餐馆的老板偶然发现自家的一只羊竟然可以喝酒吃肉。他家养了很多只羊，但是轮番尝试之后，他发现只有这一只羊喂它酒它就喝，喂它肉它就吃，其他的羊对这些东西根本不感兴趣。在我们的认知里，羊是吃草的动物，怎么会有这么奇特的现象呢？

然而，这种情况在现实中是真实存在的。只要有一只可以喝酒吃肉的羊存在，我们就无法否认这个事实。同样道理，即便有人认为强迫症是无法治愈的，但只要有一位强迫症患者被治好了，那就说明强迫症是可以好起来的，更何况有80%的概率可以治好，所以我们更有理由相信自己是可以痊愈的，这一点非常关键。不管是从实证研究的结果还是基于我 16 年强迫症专业咨询经验来看，只要经过正规的咨询与治疗，大部分人都可以走出强迫症，过上正常生活的。大家一定要相信强迫症是可以痊愈的！有了这种信念，再结合科学的方法去调整，我们一定可以事半功倍。

# 第三章
## 强迫症怎样才能好起来

### 从痛苦中汲取力量

在了解到强迫症是可以好起来的这个事实后，相信我们每个人的内心都充满了希望！既然已经有这么多的方法可以选择，我们是不是可以轻而易举地好起来呢？答案是否定的。

研究表明，强迫症的起病过程通常是缓慢的，除了少数个案是急性起病外，大部分情况都是逐步发展而来的。从一开始并不怎么影响生活，到症状泛化到影响生活的各个领域，就如同墨水滴到白纸上一样，强迫症的显现是一个不断蔓延、浸染的过程。由此所形成的强迫模式的惯性还是比较强的，就像一座易守难攻的城池。所以对患有强迫症的朋友来说，仅仅了解许多瓦解强迫症循环的方法并不够，还需要一种非常重要的力量——从强迫症中康复起来的强烈动机，这也是我们在走出强迫症的过程中必须具备的内在资源。就像一支军队想要获胜，只有武器弹药是不行的，必须拥有强烈的取得胜利的意识才能支持他们在枪林弹雨中决不后退、坚持到底。

那些最终从强迫症的泥潭中胜利地走出来的朋友，无不是内心拥有较强的动力的。他们为了自己，也为了家人，不甘心被强迫症驱使一辈子，所以才奋起行动、努力改变。我们每个人其实都不乏走出强迫症的动力，只是有时候它被负面的情绪和感受，以及对现实的无力感等暂时遮蔽了，无法发挥作用。

众所周知，治愈强迫症并不是一朝一夕就能完成的，它就像一场马拉松比赛，比的是耐力，比的是决心，我们要突破许多难关，我们需要坚持练习，经历焦虑。那么有什么方法可以帮助我们重新激发康复的动机，能够在困难面前保持清醒、不放弃呢？

现在我邀请你拿出笔和本子，对强迫症进行利弊分析。如果一件事物所带来的好处和坏处都明明白白地呈现在眼前，那么我们就不太可能继续逃避或犹豫不前，有时候痛苦也是一种驱动力，它就像一旦牙疼到一定程度，我们就必须鼓起勇气去看牙医一样。具体做法是分别列出得强迫症的好处与坏处（见表 3-1）。有时候我们的很多想法可能只是流于表面的，就像有些人也许可以说出很多强迫症的坏处，但还是难以激发自己的动机一样，因为他们没有全身心地体会它，所以他们很难使痛苦的感受在他们身上起到一种推动的作用。

表 3-1    强迫症利弊分析表

| 强迫症带来的好处 | 强迫症带来的坏处 |
| --- | --- |
| | |
| 好处：____% | 坏处：____% |
| ____% 好处 － ____% 坏处 ＝ ____% | |
| 结论： | |

首先，我们来试着在第一栏列出强迫症带来的好处。回想一下自从强迫症出现以来，你的生活、工作、学习表现、人际关系、健康、自尊、财富等方面

发生了什么变化，强迫症有没有给你带来好处呢？比如，一个人想要自己事事做到完美，让别人都说自己很优秀，那么强迫症究竟可以让我们变得完美还是让自己的状态越来越糟糕呢？答案是什么，我们可以在心中体会一番。

也许有的朋友会认为强迫症也并非一无是处，最起码生病之后家人对自己的要求降低了，学习压力减轻了；或者就是因为自己一直以来认真洗手，才幸免于感染重大疾病。前者其实是强迫症带来的二级获益问题，有时候一种心理困扰的背后可能隐藏着一种更强烈的痛苦。这也是我们人类心理既聪明又无奈的一种防御手段。表面看起来正是由于强迫症的出现，孩子和父母之间因为学习导致的紧张关系缓和了，但这实际上只是将亲子沟通、家庭教养方式，甚至是人格底层的不完善等问题掩盖起来而已。以生病的方式来粉饰太平，最终只是让问题持续发酵，最终可能危害更大。而且因为强迫行为的卷入性，很多家人不得不按照强迫症患者的要求完成许多额外的工作，久而久之，矛盾冲突会不断升级。所以从长远看，没有好处，只有坏处。

其次，强迫行为带来的好处其实只是镜中月、水中花。认为反复洗手才得以保护自身健康，或者反复检查才能保护财产安全的想法，其实都忽略了一个问题，那就是其他没有大量实施强迫行为的人都已经生病或者损失财产了吗？以前没有强迫症的时候，自己总是反复感染病菌，一直吃药住院或者每天都丢三落四吗？无论是横向比较还是纵向比较，我们都能发现——强迫症并不是那个关键因素。远离强迫行为的"保护"，我们也是安全的、健康的，甚至也许可以生活得更简单自由。

许多患有清洗型强迫症的朋友都回忆说小时候天天和猫猫狗狗一起玩，经常玩累了就直接倒在床上睡着了，哪像现在，浑身上下洗干净了，躺到床上还要小心翼翼的。所以这样的"好处"是不成立的，是具有迷惑性和欺骗性的，要通过现象看本质，而不能将它们当成强迫症带来的收益。

我们可以试着在第二栏写下强迫症给我们的生活带来了哪些坏处。同样还是从各个方面一一去衡量。第一个显而易见的坏处是浪费时间，因为我们每天可能花好几个小时在强迫行为上，导致其他该做的事情没法完成。有些强迫症比较严重的朋友，可能要耗费十几个小时，以至彻夜不眠、精疲力竭。需要提醒大家的是，不要忽略了大脑里进行的强迫行为，即内隐式的强迫行为，比如回忆、分析、计数、祈祷、替代等。这些行为是在大脑当中进行的，外人不容易发现，但是目的同样是缓解强迫观念引发的焦虑。如果不清楚这一点，那我们很有可能会将它们误以为是强迫观念。

第二个常见的坏处是浪费金钱。咨询中我经常会听到来访者说家里的洗涤用品消耗得特别快，有时候洗手液一天就能用完一瓶；湿纸巾一次用掉一包；洗衣液、消毒液、纸巾等，都是一整箱一整箱囤在家里，更不用说因大量用水需承担的水费了。

另外，有些强迫症患者因为怕脏，会毫无必要地丢弃一些东西，普通的如衣服、鞋子、包包；贵重的如家具、电器、手机等等，甚至还有人因为觉得房子不干净而重新买房搬家的。其他类型的强迫症也有相似的情况，比如因为反复检查家里门锁开关造成损坏的；因为担心开车撞到人，将好好的车闲置在车库造成老化的等。此外，因为强迫症治疗而支付的医药费和咨询费等，对有些家庭来说也是一笔不小的开支，强迫症对工作的影响也会间接影响个体的经济收入。

其实很多患有强迫症的朋友本来就是道德感很强、责任心很重的人，因为浪费这么多的时间和金钱，内心必然会深感自责与内疚，以至于自尊心和自信心都会遭受打击，有时候会感到无助沮丧，而且与以前的自己相比，自我评价也会直线下降，这也是为什么会有30%左右的强迫症患者同时伴有抑郁状态。

　　每次强迫来临时，强迫症患者一方面经历着焦虑和恐惧情绪的侵袭，另一方面往往还需要小心遮掩，毕竟社会大众对心理问题的接纳程度还是有待提高的，甚至可能关系到学业生涯或者职业生涯是否能继续维系。这样一来，强迫症患者每天都要面临比较大的情绪压力，由此可能导致诸多躯体不适，比如头晕、头胀、胸闷、心悸、出汗等，有很大一部分强迫症患者的睡眠质量不好，入睡困难、浅眠、早醒等问题时有发生，这也是强迫症导致的一个坏处。

　　另外，强迫症患者的学业表现或者工作表现方面也会大打折扣。很多人原来的学习成绩是班级、学校的前几名，甚至是当地的高考状元，但是自从有了强迫症之后，学习成绩就逐渐下滑，并感到力不从心了。工作方面经常感到效率下降、无力应对的不在少数，甚至有的都不能正常工作，只能请假或辞职在家了，这也成为自我价值感降低的主要原因。因为症状的影响，强迫症患者还可能会远离社交，不敢参加同事聚会、同学聚会等，总是要找理由推脱，这也让他们的社会资源遭受了损失。他们和家人之间的关系通常也会变得比较紧张，一方要按照强迫症的要求行事，一方则认为小题大做、不可理喻，因此相处过程中会矛盾重重，争吵时有发生，或者最终陷入冷战状态，相看两厌。

　　令人惋惜的是，有些人因为强迫症导致家庭破碎；因为症状引发的恐惧而无法和自己的孩子、父母亲近，也许是担心伤害到他们，也许是为了避免将他们也卷入强迫症中，所以渐渐变得形单影只、自我封闭。一些到了适婚年龄的强迫症患者则有可能面临被催婚的压力，即便是自己主动寻求伴侣的，也会因为强迫症的存在而影响自己的表现，越来越担忧自己无法得到幸福的婚姻。在实际咨询案例中，有一些女性来访者因为服药导致无法孕育宝宝而来求助咨询，目的就是想早日停止服用药物，调试好自己的心理状态，拥有一个健康的孩子。以上这些都可以说是强迫症会带来的坏处。

当我们将强迫症带来的好处与坏处全部梳理一遍之后，接下来还有一项工作要做，那就是评估各自所占的比重。如果好处和坏处加起来一共是 100分的话，那么强迫症带给我们的好处占了百分之多少，坏处又占了百分之多少呢？一般来说，强迫症带来的好处是虚假的，从长远来看强迫症所带来的真正好处一定是 0，而坏处则是 100%。建议大家把这样一句结论记下来，那就是"所有强迫症都是破坏生活的"，我们以后努力的方向就是不再听从强迫症的指挥。

## 从价值中寻找方向

大家可能都有这样的经验，当我们因为身体不适去医院就医的时候，如果干预手段已经很成熟了，医生能给出非常明确的诊断并且保证一般情况下经过治疗都可以好转，那么我们通常都会感到松了一口气，然后怀着希望一边接受治疗一边继续生活。因为在我们心中存有一个信念，那就是"痛苦总有一天会过去的，我还是可以继续追求自己想要的生活，这真是太好了"。

其实，不管是生理上的病痛还是心理上的困扰，只要我们知道已经存在相应的解决办法了，内心就会踏实很多，就像在黑暗的甬道里，抬头看见了亮光。对于强迫症而言，当我们树立起"强迫症其实是可以被治疗的"这种信心后，相信我们内心一定会涌起一股力量，支持我们站起来、走起来，甚至奔跑起来，朝着未来的出口不断前行。

我们过去可能因为强迫症的困扰，总觉得头顶上乌云密布，自己走到哪儿它就跟到哪儿，根本无法正常做事情，现在如果可以找到科学的方法干预，那么生活的主动权就又会回到自己的手中。对于那些以前因为强迫放弃的梦想和追求，那些因为恐惧而不敢尝试的事情，我们都可以慢慢地重新去拥抱。我们完全可以鼓起勇气为自己绘制一幅蓝图，里面包含了自己想要的生活该有的样子。

有的人可能会担心这是不是太理想主义了，提前给自己画个大饼有什么用呢？这些还是放到强迫症好了以后再说吧。其实不然。探寻并且构建自己认为有意义、有价值的生活，规划自己的人生并通过具体的目标来帮助自己走在价值观的路上是一件非常重要的事情，甚至可以说是强迫症患者走出黑暗和痛苦的动力与源泉。一旦我们能够把价值观这个发动机启动起来，那么走出强迫症的力量必然会变得势不可挡！

我们可以将视线集中在探寻自身价值观上，好好地想想自己心中的理想生活是什么样的，自己想成为一个什么样的人。比如说，自己在工作或者学习方面希望达到一种什么状态，取得什么样的成就；期望自己的情绪状态变成什么样；自己和他人（包括和家人、朋友、同事等）如何相处最舒服、最开心；除了维持基本生活以外，我们还有什么兴趣爱好想要尝试和发展吗？总之，只要不伤害别人、危害社会，那么我们的内心所愿就都可以一一展现出来。

有的朋友会把它们写在日记里，记在手机、笔记本里，以便经常翻阅浏览，不断激励自己前行。记得有一位来访者在梳理自己的价值观时首先想到的是"做一个合格的妈妈"。因为强迫症的影响，她经常无力照顾幼小的孩子，即便是偶尔陪伴孩子也是身在曹营心在汉，大脑里不停地回忆和分析。后来她开始从一些小事入手投入"合格妈妈"的角色，比如周末带孩子下楼踢球一小时，尽量先把强迫症的要求放到一旁，专注于当下和孩子的互动。

还记得走出强迫症的三原则吗？即看清想法、选择行为、经历情绪。在明白跟随强迫观念不可能过上自己想要的生活之后，我们就必须重新选择行为了，其中第一个标准就是选择用符合价值观的行为替代强迫行为和回避行为。因为干预强迫症就像戒烟一样，我们不可能一边吸着烟一边说"我要戒烟"，这是不可能成功的，只要继续实施强迫行为和回避行为，那我们的强迫症就没法好起来。

当然，每个人都有权利选择自己的行为，只要经过深思熟虑，做好充分的心理准备，接受行为带来的结果就可以了，不过，相信大部分寻求干预强迫症方法的朋友应该还是很想走出强迫症的，就像上述案例中的来访者，一方面选择暂停一会儿强迫行为，同时选择去做自己内心一直渴望的事情。如此下去，她就会逐渐回归追寻价值观的生活中。我们由此可以看出，追求自己认为有价值的生活没有那么困难，可以从一些日常小事开始。

探寻自己的价值观和付出相应的行为是密不可分的。只有明确自己的人生意义，才能落实到具体行动中。《钢铁是怎样炼成的》这本书中有句名言，"一个人的生命应当这样度过：当他回忆往事的时候，他不致因虚度年华而悔恨，也不致因碌碌无为而羞愧"，这句话充分说明了只有我们知道自己想要什么样的生活并且为之努力了，那么生命结束时才能死而无憾。

假如我们剩余的人生都被强迫症所操控，不停地清洗、检查、回忆、确认、摆放、祈祷，每天都拼尽全力防范危险、防范疾病、消除不完美和不确定，等到生命的尽头回首往事之时，我们会不会觉得浪费了大好年华呢？如果真的是这样，相信大家一定会觉得悔不当初。

所以，究竟怎么样寻找人生的意义呢？我们可以试着给自己写一个墓志铭。在电影《非诚勿扰2》中，孙红雷饰演的电视节目制作人李香山在得知自己罹患癌症后，为自己举行了一场"人生告别会"。我们也可以试着假设自己马上就要离开这个世界了，现在来给自己做一份总结。回忆一下这辈子都干了什么，有没有想做却没做成的，不想做却一直不得不做的，诚实地总结一下，写好之后看看自己对这份墓志铭是否还满意。相信大多数朋友一定不愿意过那种总是被强迫驱使的生活，而谢天谢地，我们还活着！一切还有转机！如果能重来，你认为什么样的人生才是自己想要的呢？然后，再为自己重新写一份墓志铭，这份墓志铭是为你几十年后离世时而写的，自己有哪些遗憾需要在未来的几十年里去完成？接下来的几十年你把精力投入到哪些事情上能够让自己感觉人生是充满意义的、是有价值的，自己没有虚度光阴？

第二份墓志铭的要求是一定要写到自己满意，要达到死而无憾的要求。然后我们将两份墓志铭摆在面前去对比一下，就会发现从现在开始应该怎么生活、我们的时间和精力都应该放在哪儿、哪些才是自己看重的了。一切都不需要从头再来，只需要从现在开始！不是"要是以前我没得强迫症现在就可以过上自己想要的生活了"，而是"我现在该如何过上想要的生活"。价值观并不一定都是多么崇高的，不用从道德角度去审视。有的人选择爱护地球，保护弱小；有的人选择变得富有，组建小家庭，等等，这些都是可以的，只要自己觉得有意义它就成立了。无论在什么样的年纪，都可以这样重新思考、重新规划，只要梳理清楚了，从当下开始，我们就可以过上符合自己价值观的生活。

## 在行动中孕育希望

明确自己的价值观是我们实现人生价值的第一步，这相当于一艘船在茫茫黑夜找到了北极星，会让人内心变得坚定踏实。接下来要做的就是将它们具体化，分解成一个一个可实施的目标，并且通过目标的达成来保障自己始终走在正确的航线上。回想没有强迫症之前，我们可能意气风发地走在自己理想的人生道路上，那种不断完成既定目标的掌控感让人内心踏实。

只要我们愿意，就可以把时间和精力用在自己想做的事情上，根本不会在意浑身上下是不是干净的，也不会担心发错信息、说错话，对那些脑海中冒出来的杂念也会经常忽略不计。可惜强迫症的出现打破了这一切，导致我们越来越力不从心，经常被强迫观念裹挟前行，远离了我们心中的梦想。时间久了，就迷失了脚下的道路，内心也逐渐变得麻木了。是时候重新梳理我们前进的方向了，立足于此时此刻，探寻自己在不同的价值观领域想要达到的状态，重新确定目标，让自己付出实际行动，才能将被强迫症占据的时间和精力再次掌控和运用起来。

第一步是试着找出十个自己认为最重要的价值观的领域，比如身体健康、心理健康、事业发展、社会声望、财富积累、学习成长、夫妻关系、亲子关系、娱乐休闲、社会责任等方面，哪些是自己所看重的、在意的，都可以列举出来，每个人的情况是不一样的，所以并不局限于上述领域（见表3-2）。

表 3-2　价值观评估表

| 价值观领域 | 重要程度 | 行为投入度 | 偏离度 |
|:---:|:---:|:---:|:---:|
| 婚姻 / 夫妻 / 亲密关系 | | | |
| 亲子关系 | | | |
| 其他家庭关系 | | | |
| 友谊 / 社会关系 | | | |
| 事业 / 职业 | | | |
| 教育 / 个人成长 | | | |
| 娱乐 / 休闲 | | | |
| 公民责任 | | | |

| 价值观领域 | 重要程度 | 行为投入度 | 偏离度 |
|---|---|---|---|
| 身体健康 | | | |
| 其他 | | | |

　　第二步是给这些不同领域的重要程度进行评分。其中，在自己内心排第一的就评为 10 分，相对来说重要程度最低的排在末尾，可以评为 1 分。比如说，一个人认为心理健康是最重要的，没有这个做基础，其他任何追求都难以实现，那就在这一项的后面写上 10 分。他认为挣多少钱是最不重要的，什么样的经济收入就有什么样的活法，那就在这一项后面写上 1 分。他认为亲子关系以及对孩子的教养挺重要的，因为它将影响孩子一生的发展，可以排在第二位，那就在这一项后面写上 9 分。就这样按照自己对不同领域的重要程度，从 1 到 10 进行评分，然后按照从高到低的顺序依次排列好。

　　第三步是评估自己对这些领域的行为投入程度。换句话说，就是假如我们重视某个价值观领域，那么我们有没有在它身上投入相应的实际行为来彰显这种价值观呢？对于这种符合价值观的行为投入程度也从 1 到 10 进行评分。当我们对价值观十分投入，经常以行动彰显某种价值观的时候，我们可以评为 10 分。比如，一个人十分重视亲密关系，总是尽可能陪伴家人，经常组织家庭活动，关心对方的心情，经常送礼物等，那么这就是一种行为上的高投入，可以评估为 9 分或者 10 分。反过来，如果我们在亲密关系中投入得很少，比如闲暇时间从来不用来陪伴家人，总是在外面玩到很晚才回家，不关心对方的心情，也从来不肯定对方，那么这就是一种低投入，可以评估为 1 分或者 2 分。可能大部分人有时候会勤快地锻炼，有时候也会作息不规律，那么可以将身体健康这一项评估为 5 分左右，根据自己的实际情况来评判就可以。

　　第四步是评估自己想要的生活和实际行为的偏离度，即对比重要程度和行为投入程度的差值。如果我们非常重视某种价值观领域同时在其中付出了大量有意义的行动，那么偏离度就比较小；反之则偏离度就比较大。如果我们在自己不太重视的价值观领域投入了大量的时间和精力，那么偏离度就是一个负数，它提醒我们可能后续需要减少投入。假设我们认为身体健康是最重要的，在重要程度上评估为10分，然后我们每天坚持跑步健身、早睡早起、合理饮食，那就是做得不错的，行为投入程度可以评估为8分。这两个分数之间只相差2分，说明我们在践行价值观方面做得比较到位，已经过上自己理想中的生活了。如果我们十分重视身体健康，但是却暴饮暴食、熬夜应酬、几乎不运动等，那么这就是在背离自己的价值观，评分可能是1分。这个时候重要程度10分和行为投入度1分之间就相差了9分，说明我们并没有在行动上去落实自己的价值观，自己心里想的和实际做的是两回事，因此很难体验到价值感和成就感。

　　再举个例子说明一下投入过多的情况。比如，一个人并不是很在意财富，对其重视程度只有3分，但是他总结自己的生活后发现，竟然每天都在加班、开会，总是出差、应酬客户等，行为投入程度可以评估为9分了。这样一来，他几乎没有什么时间放松身体、陪伴家人，也没有精力去学习成长，或是参加朋友间的聚会。当用重视程度得分减去行为投入程度得分时，就会得到一个负数的差值，这说明他在本来并不重视的领域投入了超额的行为，有可能导致他根本无法追求自己真正看重的东西。

　　通过上述分析我们可以看到，这个表格简单明了地呈现出了我们的行为和价值观的对应程度。差值大的情况就是在提醒我们可能需要做出调整。比如，遭受强迫症侵扰的我们可能都会非常重视心理健康，我们宁愿自己遭遇一些别的挫折也不愿意再经历强迫症。可是尽管如此，还是有人每天不得不花很多个小时做强迫行为，这就完全背离了他们自己的价值观。所以我们填写完这个表格后，对于哪些行为需要增加，哪些行为需要减少，就能一目了然了。然后，我们就要把这些行为安排到日常生活当中去，就像小学生开始练习每天整理书包，分类收纳学习材料一样，我们也需要从头开始。

比如说，在身体健康方面，如果付出的行为还远远不够的话，可以做些什么呢？有的人可能会想到跑步、游泳、做健身操；有的人可能会想到练瑜伽、打球、快步走，根据自己的现实情况来选择具体的运动方式就行。有时候，我们可能难以选择自己最心仪的锻炼方式，比如附近的健身房没有游泳池，而且下班后到家的时间比较晚，那么我们就需要找出其他可以替代的方式，比如在一些健身 App 上进行打卡，这类运动只要家中有一小块空地就可以，对运动器材的要求也不会太高。在家庭幸福方面我们可以做哪些行为呢？比如，定期陪家人旅游，和家人一起运动、看电影，在特殊的纪念日、节假日外出共进晚餐等。在学习成长方面，可以每天看书一小时、选择感兴趣的网课，考取一些自己认为有意义的证书、去不同的地区和国家游学、进入组织进行实习等。请尽可能和前面的表格对照，判断出哪些行为是需要增加的，然后把它们统统写下来，形成自己的价值观行为库。也可以参考表3-3 来进行补充，以开阔自己的思路。

表 3-3　价值观行为库

| 可选择的行为 | 符合的价值观 |
| --- | --- |
| 跑步 | 健康、兴趣 |
| 骑自行车 | |
| 游泳 | |
| 球类运动：足球、篮球、排球、乒乓球、羽毛球、网球、保龄球、高尔夫、桌球等 | |
| 去健身房 | |
| 太极、武术、瑜伽等 | |

（续表）

| 可选择的行为 | 符合的价值观 |
|---|---|
| 徒步 | 健康、兴趣 |
| 散步 | |
| 冲浪 | |
| 攀岩 | |
| 滑雪 | |
| 跳伞 | |
| 气功、正念、禅修 | 灵性成长 |
| 去自己所属的教堂、寺庙、道观等宗教场所 | |
| 做个美容或理个发 | 休闲娱乐 |
| 参观博物馆或美术馆 | |
| 唱歌 | |
| 玩乐器或者学乐器 | |
| 学画画或者书法、茶道、插花等 | |
| 写诗或者写歌 | |
| 听喜欢的音乐 | |
| 看电影 | |
| 看电视 | |
| 看喜剧片、小品、相声、搞笑的视频 | |
| 玩游戏 | |
| 找人聊天 | |
| 浏览喜欢的网站 | |
| 跳舞 | |
| 扫地、拖地、清理房间、整理杂物 | 承担家务 |
| 手洗衣服 | |
| 买菜、洗菜、做饭、洗碗 | |
| 陪家人去旅游 | |
| 陪家人散步 | |
| 陪家人逛街 | |

（续表）

| 可选择的行为 | 符合的价值观 |
|---|---|
| 陪家人看电影 | 承担家务 |
| 陪家人一起外出吃顿饭 | |
| 给家人买礼物 | |
| 陪家人看电视 | |
| 和家人聊天 | 维护夫妻关系、亲子关系 |
| 陪孩子玩游戏 | |
| 给孩子讲故事 | |
| 学习一门外语 | 自我成长 |
| 开始学习一门新知识 | |
| 学习一项新技能 | |
| 参加一个读书会 | |
| 参加一个当地的社团 | |
| 参加一个俱乐部 | |
| 参加一个志愿者团体 | 社会公益、慈善 |
| 参加一个公益组织 | |
| 去孤儿院 | |
| 去养老院 | |
| 献血 | |
| 去支教 | |
| 资助贫困儿童上学 | |
| 捐一些衣服或书籍 | |
| 写博客或在朋友圈传递一些有意义的观点和思想 | 贡献 |

注：同一种行为可以同时为几个不同的价值观服务，比如学习这一行为，可以是为了提升自我，同时也可以是为了工作上的晋升机会，养家糊口，还可以是为国家在某一领域达到国际水平而努力，所以这一行为可以同时服务于个人领域、家庭领域、工作领域的价值观。

最后，我们还是回到"选择行为"这个落脚点上。当我们又想去做强迫行为的时候，把自己填好的这两个表格拿出来看一下，结合自己当下的现实环境，在这里面选择一个自己能做的去实践。因为这里面的行为是符合我们自己的价值观的，是自己在接下来的人生中只要做好了就可以没有遗憾的。这就是选择行为！

所以认真地思考和填写这两个表格是非常有帮助的，在实际咨询中，很多来访者在写好之后会更有力地去阻止自己的强迫行为，也能更加清楚究竟做什么才是回到了生活的正轨上，从而内心坚定而踏实起来。同时投入自己真正认可的、有价值的行为当中去，也有利于我们将注意力从强迫观念当中拉回来，逐渐削弱强迫模式的力量。


## 强迫症好转的"三驾马车"


树立信心是走出强迫症并重启生活的第一步。我们通过激发符合自身价值观的行为可以增强自己走出强迫症的动力，从而去追求自己的人生价值。坚定的信心、明确的方向和实际的行动是拉动我们成功走出强迫症的"三驾马车"，是保证这场心理变革水到渠成的最佳组合。

信心是前提，那些在重大比赛中脱颖而出、勇夺桂冠的运动员们，无一不是自信满满的。面对强迫症时，我们可能因为之前没有找到正确的方法而深感无助，但是那些已经成功克服强迫症的事例足以证明康复是指日可待的。所以只要有一个人能变好，我们就都有可能变好！况且循证医学的研究已经向我们展示了好转的人数比例在80%左右，所以我们一定要树立起强迫症是可以好转的信心！

为什么信心如此重要呢？我们可以看到患有强迫症的人是不是经常不好

意思让别人知道自己有强迫症？设想一下，如果让我们在大庭广众之下把对强迫症的担心说出来，是不是有点难为情呢？相信很多深受强迫症困扰的人一定会拒绝这样做。比如，咨询过程中有的来访者曾经这样说过："我肯定不会去和别人说的，别人一听就会觉得不可能，而且还会觉得我的想法太奇怪了，他们会觉得我有精神病。"我们很难无所顾忌地说出自己的强迫观念，因为别人通常会觉得可笑、荒唐或不可思议。

这就表明我们的内心当中有一部分是理性的，这部分能够知道强迫症本身是有问题的。所以我们就要发挥这部分理性的作用，把这部分的能力慢慢提升起来，越来越多地提醒自己强迫症正在让我们与正常的生活背道而驰。毕竟自己担心的事情放在别人身上并不会引起太大的关注，也不会引发明显的焦虑。所以不管我们之前经历了多少咨询，也不管我们已经强迫多少年了，只要我们还能感受到强迫症并不完全是对的，就有机会好起来。我碰到过从患上强迫症到现在 40 多年，经过接受正规的干预最终好转的患者。还有那种症状确实很严重，吃过很多药，住过好几次院，电休克治疗也做过了，甚至已经好几年没有离开过卧室的强迫症患者后来也好起来了。

树立起信心之后，还得找到正确的方向和正确的方法。所有类型的强迫症都是我们大脑里的想法、画面、冲动等引发的，是对"大脑里的纸老虎"产生了认同，这一点和恐惧症不一样。强迫症是什么呢？它是我们大脑自编自导自演的一部恐怖电影，我们自己作为观众反复观看，深陷其中，感到胆战心惊。所以走出强迫症的正确方向用两句话来概括就是"所有强迫症说的都不要相信！""所有强迫症让我们做的都不要做！"尤其是对强迫观念认同度比较高的人，如果真的想好起来，最好先将这两句话当作自己的核心指导方向，这样才有可能改变行为从而产生新的体验，形成新的认知，逐步打破旧的想法认同。这两句话的基本立足点在于强迫症患者所担心的是明显过度的。

所以不要相信、不要跟随强迫症，这是打破强迫循环的关键。为了朝着这个方向前进我们还需要学习正确的方法，即体悟疗法提出的三原则——看清想法、选择行为、经历情绪。如何看清想法呢？一方面，我们需要明白想法就是大脑中许许多多的概念根据语法规则组织起来的语句，它有可能符合现实，也有可能不符合现实。每个人的头脑中既会产生具有现实意义的想法，也会产生没有现实意义的、夸张的、怪诞的想法。这些想法是每个人都曾想到过的。从这一点来说，强迫症患者并没有什么异常。问题在于发生了想法认同，我们把大脑中的一种背景杂音当成重要信息了，无端陷入了焦虑之中。

另一方面，我们可以通过正念练习学习如何觉察想法，帮助自己提升看清想法的能力。如何去选择行为呢？要知道即便我们此时此刻还在遭受强迫症的影响，我们也有权利和机会去做一些符合自己价值观的事情。重要的是见缝插针地完成一些对自己来说必要的事情，先别管效率和结果好不好。有时候发挥一下小草那种"野蛮生长"的顽强精神也是不错的，慢慢地我们就会活得越来越有气势。因此我们需要梳理和澄清自己的价值观，明确如何过完这一辈子可以毫无遗憾，然后去做那些可以让我们过上自己理想生活的行为。

这样我们就会主动减少强迫行为，到最后会心甘情愿地停止做强迫行为，因为做强迫行为是浪费生命。当然这个过程并不是一蹴而就的，想要为所当为的愿望需要循序渐进地落地，在如何打理安排自己的日常工作与生活方面，我们要经过不断尝试和摸索才能形成新的行为体系。如何做到经历情绪呢？情绪其实是一个信号系统，从人类进化的过程看，恐惧情绪能够帮助我们在面对危险时以最快的速度做出反应，从而增加自我生存和种族繁衍的可能性。负面的情绪和正面的情绪一样，都有自己发展变化的规律，只要给焦虑情绪足够的时间，我们不用刻意做什么，它就能慢慢平复下来，关键是在这个过程中我们要有足够的耐心和定力。因此进行正念练习并提高愿意接纳焦虑的能力是至关重要的，而且暴露练习可以直接提高我们对恐惧和焦虑情绪的耐受性，打破焦虑和危险之间的"虚假联结"。

最后就是将理论落实到行动中，按照前面提到的正确方法反反复复地去做。很多强迫症患者都会在这个环节遇到很多困难。事实证明，只是知道如何干预强迫症是不行的，无论看了多少书、听了多少讲座，即便能够将强迫症干预的各种理论倒背如流，但是只要没有付诸相应的行动，就都是纸上谈兵。

我们在实际咨询中遇到过一些来访者把理论研究得很透彻，看过的书的品类非常丰富，从心理学到生物学、医学甚至到哲学、宗教等，可是一遇到练习总是浅尝辄止或者打退堂鼓，原因可能是决心不够，也可能是经历焦虑的能力不够。他们在这个环节需要进行刻意的、反复的、大量的、有针对性的练习，才能积累经验、增强信心。比如，你想学游泳，你先在网上找了一些教学视频观看，然后又买了一些教授游泳技巧的书籍仔细研究，了解游泳的时候怎么样放松，怎么样呼吸，手是怎么动的，脚是怎么动的，如何抬头换气，等等。

经过一段时间的学习，你已经能够熟练说出游泳的全部诀窍了，甚至包括出现意外时如何自救或求救等事项也记得清清楚楚了，但就是没有真正下水练习，这怎么能算是会游泳呢？还有我们考驾照的时候也是一样的，只是完成科目一理论部分的考核是拿不到驾驶证的，还需要实际上手驾驶车辆并通过场地测试和路面测试才行。当然顺利拿到驾照之后还需要持续的、大量的驾驶实践，我们才真正具备驾驶车辆的能力，可以气定神闲地开车上路。

最关键的就是要到水里去练习，开着车到真实的路面上去练习，走出强迫症也是一样的。

唯有切切实实进行练习才有可能建立起牢固的、崭新的、有价值的行为体系。很多患有强迫症的人可能会想着等自己的强迫症好了再开始好好学习；等强迫症好了再重新回去工作；等强迫症好了一定珍惜和陪伴家人……一切都等强迫症好了才去做，这种想法是错误的！正确的做法刚好相反，即现在就努力试着这样去做，从最微小的事情开始就好，比如只是背一个英文单词，只是正念练习 5 分钟，这样慢慢聚少成多，我们才能逐渐好转。多付出行动，就少一份强迫，正确的行为一定可以带来真正的改变。

# 第四章
# 强迫症好转需要哪些能力

## 强迫症好转需要的九种能力

每一位正在遭受强迫症困扰的人内心应该都在期盼着尽快走出强迫症，过上符合自己价值观的生活，为了达成这个目标，我们就需要聚焦于强迫症好转所需要的心理能力上，如果能够具备九种关键的能力，我们就可以切断强迫循环，回到当下的生活中来。

我们可以将所谓的"九种能力"当作我们的心理免疫力。众所周知，身体出现生理疾病和个人的免疫力有关。大家有没有注意到，自从新冠肺炎出现以来有一个特殊的人群叫"无症状感染者"。这个词基本上大家都应该听到过了。这是什么意思呢？就是一个人被病毒感染了，身体里已经有新冠病毒了，但是他却毫无症状表现，既不发烧，也不咳嗽，每天照常工作学习、休闲娱乐，身体没有任何的不适感，原因就是这个人的体质好或者说他免疫力强。在新冠肺炎的治疗上，专家说并没有什么特效药，主要是药物配合患者自身的免疫力来抵抗病毒。由此可见，自身的免疫力是一切疾病得以痊愈的最关键、最重要的因素，如果免疫系统出现问题了，那么疾病就很容易找上门。

心理健康方面也类似，假如一个人的心理免疫力比较脆弱，那么他就容易产生心理上的问题。很多患有强迫症的朋友经常会遇到这样的一个困扰，那就是当某个症状减轻之后，紧接着又会冒出新的强迫症状！这是为什么呢？原因就在于自己的心理免疫力没有得到整体的、稳固的提升，这就和生活中免疫力弱的人总是容易得流感一样，他们在每次流感高发的时候都逃不过吃药打针的命运。所以对于强迫症患者来说，想要真正摆脱症状，即便面临一些新出现的情况也能很快解决，减少复发的风险，就需要提高自己的心理免疫力了。

在介绍强迫症的病理模型的章节中，大家已经了解到打破想法认同和情绪驱动的必要性及重要性。很多患有强迫症的人也曾经尝试不去理会强迫观念，不去实施强迫行为，但总是很难坚持到底，其实就是没有足够的能力去支撑行动。那么究竟哪些心理能力可以帮助我们更好地走出强迫症呢？得了强迫症是不是说明自己的每一种能力都是欠缺的，需要从头培养呢？别着急，下面我们就来一一揭秘对改变强迫症而言至关重要的 9 种能力，大家可以查缺补漏，哪种能力相对薄弱就有针对性地提升这种能力。每种能力都是从 1 到 7 进行评分，具体需要针对每一个症状进行评估。当前想要解决哪个症状，就在这个症状上用这 9 种能力来评估。

一、意愿 / 决心

第一种心理能力叫作"意愿或决心"，这是我们面对所有强迫症状的基本态度，它也决定了我们将会付出多少努力来改变强迫症。重点不在于现在是否成功，而是在于自己有强大的意愿和决心。大家可以阅读下面的描述，看一下哪个选项与自己的情况最符合。

1 = 完全没有意愿去改变

2 = 想改变，但不愿意付出努力，不愿意承受痛苦

3 = 愿意付出些许努力去改变，愿意承受轻微的痛苦

4 = 愿意付出较少的努力去改变，愿意承受较少的痛苦

5 = 愿意付出较多的努力去改变，愿意承受较大的痛苦

6 = 愿意付出很多的努力去改变，愿意承受很大的痛苦

7 = 愿意付出任何努力去改变，愿意承受任何痛苦

　　这里需要特别强调一下，我们的意愿 / 决心的大小直接影响着自己的好转程度。假如我们一直都想摆脱强迫症但是一直都没有好转，那么首先就要评估这种能力了。试着问问自己是真的想好起来吗？真的愿意付出努力吗？有的人说："我真想好起来，我被强迫症折磨得太痛苦了，但是我不敢进行暴露，也不愿意做正念，最好可以有一句话能劝服我，让我顿悟。"这种情况下，个体在意愿 / 决心这一能力上的分数就很低，所以好转是很困难的。

　　曾经有一位来访者从自己家中来到我的咨询室花了七年的时间，因为他没办法离开家，他总是要求自己在离开家的那个瞬间，以及在离家一千米的范围内不能想到、看到或听到任何和他的强迫症有关的信息。一旦在离开家门的时候或者在离家一千米的范围内接触到了任何和他的强迫症有关的信息，他就得回去重新来过，这来来回回花费了他七年的时间。

　　我经过了解才知道，他这次能够成功是因为他把家里方便自己实施强迫行为的许多东西都砸了、扔了，抱着破釜沉舟的决心才来的。这位来访者在这七年间在家天天练习一件事——跑步，因为他要以最快的速度从家里冲出来并以最快的速度达到离家一千米远的地方。只要在这个极短的时间里没有出现那些强迫行为，他就可以离开家了。为了尽快开始咨询，他从其他省份

打车来到上海，身上总共带了不到一万元钱，打车花了 3 000 多元。在第一次咨询过程中他就坚决地说："我太了解你的方法啦，你以前的讲座、你写的书和文章我都看了，我也看过别的资料，我知道暴露练习最有用，我现在没有时间跟你咨询二十几次，也没那么多钱。我现在就想尽快解决强迫症。直接进行最狠的练习吧，我已经准备好了。"大家可以看到这位来访者的决心和意愿非常强，所以我们在咨询过程中直接针对最高等级的强迫症状进行了暴露。

因为他恐惧的对象在办公场景也好、公共场所也好都很容易找到，所以经过为期七天每天一次的暴露练习，他基本适应了焦虑，停止了强迫行为。就这样一位有强迫症状将近二十年，七年都没有离开家的强迫症患者，经过七天的高强度练习后，回去就直接找到工作了。由此可以看出一个人的决心和意愿的影响力有多么大！相比之下，如果面对练习犹豫徘徊的人，可能需要重新评估自己走出强迫症的决心和意愿到底强不强了。

二、觉察力

第二种能力叫作"觉察力"。了解正念的人可能对这种能力更熟悉一些。以下是我们面对强迫症时觉察力处于不同水平的描述。大家可以阅读下面的内容，看一下哪个选项与自己的情况最符合。

1 = 行为实施结束后才能觉察到

2 = 行为实施过程中可以觉察到

3 = 行为刚开始就能觉察到

4 = 想实施行为的动机一出现就能觉察到

5 = 情绪产生时可以觉察到

6 = 想法出现后可以觉察到

7 = 想法刚出现就可以觉察到

觉察力为什么会成为克服强迫症的心理能力呢？评估觉察力的目的是什

么呢？其实很多患有强迫症的人都已经知道走出强迫症的方法是什么，但是每次尝试却都收效甚微，其中一个原因就是觉察力不够强。经常有很多强迫症患者会说："哎呀，我这个强迫行为出现得太频繁了！太自动化了！好像不自觉地就去洗了一下手"或者"我一站起来就下意识地回头检查了一眼，根本就没反应过来，强迫行为就做完了！"由此可以看到，强迫行为太习惯化了，如果我们的觉察力不够强的话就抓不住改变的机会。

因此，如果真的想要改变一种行为习惯就必须得先觉察到它。这就相当于一个人坐地铁回家时一不留神就坐过了站，那他要想下地铁往回坐的第一个先决条件就是他得觉察到自己已经坐过站了，对不对？也许是多坐了一站，也许是两三站，总之他得觉察到："哎呀，我坐过站了！"如果他没有这种觉察力，怎么可能下地铁然后往回坐呢？所以说觉察是改变的前提，一定要在我们想去做强迫行为但是还没有做强迫行为的这个阶段觉察到，我们才有机会去克服自己的强迫行为。

当然，觉察能力越强，我们越能及早发现强迫症，也就越有可能从源头远离强迫症的干扰。举个例子，假设一位强迫症患者从地铁座位上站起来离开时脑中出现一个想法："我可能丢东西了。"然后经由想法认同，他觉得真的有可能丢了什么东西，于是就产生了焦虑情绪。紧接着这种情绪驱动着他决定实施检查行为并且确实回头检查了几次。如果他全都检查完了才觉察到自己的行为属于强迫行为，那就没有办法干预强迫症了。

所以1分就是已经检查完了才意识到自己刚才实施了检查确认的行为。2分是当他正在检查的过程中觉察到了自己正在做检查的强迫行为。3分是他刚开始检查就觉察到自己现在已经开始表现出强迫行为了。4分才是在觉察力方面要求达到的最低分，就是他现在决定去检查，然后他意识到了自己有这种行为冲动，处在一个马上要去实施检查行为的临界点上。我们只有将所有强迫行为都在这个时候觉察到，才有机会去控制它。5 分就是焦虑情绪一出现就觉察到它了。

有不少患有强迫症的人能够捕捉到"焦虑情绪"这个信号，这种熟悉的感觉能够帮助人们觉察到强迫症又来了。不过因为导致情绪出现的根源在于对强迫观念产生了想法认同，所以我们还需要对想法的出现以及当它出现后我们的态度和评价有所觉察，这样我们才有机会去看清想法。6 分代表我们可以在想法出现后觉察到它并且打破想法认同。而 7 分就是想法刚刚出现，还没完全结束我们就能觉察到它并且远离它。

三、看清想法的能力

第三种能力是看清想法的能力。这种能力非常重要，我们在前文中分析为什么自己会得强迫症的时候讲过强迫症形成的两个关键阶段，第一个阶段就是想法认同，即认同了想法的内容而忽略了事实。通过三句话轻松摆脱强迫症时的第一句话就是"看清想法"。这种能力可以从源头上帮助我们识别强迫症，从而避免跌入强迫症的漩涡。也许有些患有强迫症的朋友已经走到不再相信强迫观念的阶段了，但是对于还在强迫观念的迷雾森林里打转的人来说，这种能力的提升至关重要。这种能力就是我们的"心灵之眼"。大家可以阅读下面的内容，看一下哪个选项与自己的情况最符合。

1 = 认为自己的想法肯定是真的，必须思考和担心

2 = 认为自己的想法极有可能是真的，很有必要思考和担心

3 = 认为自己的想法很可能是真的，有必要思考和担心

4 = 认为自己的想法可能是真的，也可能不是真的，最好还是思考和担心

5 = 认为自己的想法可能不是真的，不是很有必要去思考和担心

6 = 认为自己的想法很可能不是真的，没必要去思考和担心

7 = 认为自己的想法肯定不可能是真的，完全没有必要思考和担心

事实证明，这个分数越低，好转的难度就越大。患有强迫症的大部分人的得分可能会是 2 分及以上，当然也有极少的一部分人可能是 1 分。这种情况在《精神障碍诊断与统计手册（第五版）》里有个标注叫作"缺乏自知力或妄想信念"。有一些能力比较强的强迫症患者知道"那个想法肯定不是真的"，所以可以评估为 7 分，这样的话在面对强迫观念时，我们基本上就不可能再被卷入进去了。有的强迫症患者认为"想法很可能是真的，有必要思考和担心"，这样我们就需要提高其看清想法的能力了。

所以当我们想要解决某一个症状的时候，首先需要评估一下自己在看清这个想法的能力上能得几分。如果已经足够高，比如说在 5 分左右，就不需要在解除想法认同上花费太多精力。如果这个得分比较低，那就是在提醒我们需要重点关注提高看清想法的能力。

本书后续专门讲解正念练习的章节里会有一个练习叫作"正念的觉察想法"，目的就是提高看清想法这种能力。在这里先推荐给大家一个简单易行的方法，那就是别人不相信的，我们就不要相信。当我们和家人、朋友说起自己的担忧，而他们的反应都是"不可能""别想太多了"的时候，那我们就要按他们说的不去相信强迫观念，毕竟强迫观念的属性不是大海捞针就是井中捞月，是没必要的、不合理的、无须理会的。

当然，除了经常引起焦虑的强迫观念以外，我们也要看清其他不利于强迫症好转的想法。比如说，我们的想法是"今天就洗一次吧，这是最后一次了，下次开始就再也不做强迫行为了"。我们要意识到这个想法是一个自欺欺人的想法，如果顺从了它，我们就又会滑入强迫症的深渊，我们会发现"最后一次"只是一个幌子，永远也摸不到、够不着，我们将变得永远没有出头之日。

## 四、离开想法的能力

第四种克服强迫症的心理免疫力叫作"离开想法的能力"。这种能力与看清想法的能力就像一对好兄弟一样，谁离开谁都无法真正打破想法认同。就像一个人明明知道熬夜伤身体，早睡早起才是健康的生活方式，但是躺下没一会儿注意力就被玩手机的想法吸引，于是又打开手机玩了几个小时，根本没法让自己好好休息。大家可以阅读下面的内容，看一下哪个选项与自己的情况最符合。

1 = 根本做不到，注意力没办法离开那些想法

2 = 很难做到，注意力只可以短暂离开几分钟，就又会想到这个想法

3 = 比较难做到，注意力可以离开十几分钟，然后还是会想到这个想法

4 = 很努力才可以做到，注意力可以离开二十几分钟，之后还是会想到这个想法

5 = 比较努力就可以做到，注意力可以离开三十几分钟，之后还是会想到这个想法

6 = 努力一点就可以做到，注意力可以离开一个小时左右，之后才会想到这个想法

7 = 可以轻松做到，注意力可以离开两个小时左右，之后只是偶尔会想到这个想法

所谓"离开想法的能力"，关键在于我们能将注意力从强迫观念上挪开，去关注自己该做的事情，保持的时间越久越好。如果我们看清想法的能力很强，但是离开想法的能力很弱那也很麻烦。很多时候知道某个想法是不对的、没有意义的却还是会一直想，这种情况在正常人身上很常见。比如说，今天白天发生了一件让人郁闷的事情，虽然我们知道这件事情已经结束了，没有什么可以弥补或者改变的余地了，但是我们还是忍不住反复思考和分析

这件事，导致晚上睡不着觉。哪怕自己心里想着"已经变成过去式了，没人会在意的，不要再想了"，却还是一时之间难以解脱，这就是我们离开想法的能力不够。

强迫症的情形与之相似，我们知道自己的这个想法只是一种猜测和怀疑，但就是没法不去想它，离开想法的能力就是解决这个困境的突破口。当这种能力只有 1 分时，离开强迫观念就是一件几乎不可能的事情，注意力已经完全被它占据了，这个想法是大脑中唯一盘旋的念头，这种情况下的强迫症往往是比较严重的。2 分的情况稍微好一点，注意力可以稍微离开几分钟，但是很快就又被强迫观念吸引回来，这也是很多人在上班或上课的时候对强迫症感到厌烦的一个主要原因，它严重影响着我们当下做事的效率，正常思路总是被打断。3 分的情况代表还是比较难以离开强迫观念，注意力保持十几分钟后还是会想到强迫观念，我们在这个时候做事的状态仍是比较被动的。

不过假如我们是通过做正念练习从 2 分提高到 3 分的，那也是值得肯定的，这说明自己离开想法的能力在逐步提升。4 分代表我们可以保持注意力二十分钟左右才会又想到强迫观念，坚持的时间越久说明我们对强迫观念的敏感性在下降，它对我们的影响没有以前那么大了。从 5 分开始我们离开想法的能力越来越强了，不去关注强迫观念的时间也进一步延长了。我们基本上可以正常工作和学习了，因为强迫症出现而陷入困境的情况越来越少。毕竟普通人也会有走神的时候，很少有人可以在一天的八小时内都专心致志地工作，所以如果注意力能从强迫观念上挪开一两个小时就基本上不会影响正常生活了。

五、愿意经历的能力

第五种心理能力是愿意经历的能力。这里重点说的是愿意经历焦虑、恐惧这些负面情绪的能力。因为对于情绪选择逃避还是面对，决定了我们是否会进入强迫症形成的第二个阶段——情绪驱动。所以这种能力也在一定程度上决定了我们走出强迫症的可能性，可以说是克服强迫症的一张"王牌"。大家可以阅读下面的内容，看一下哪个选项与自己的情况最符合。

1 = 完全不愿意经历

2 = 不愿意经历

3 = 有点不愿意经历

4 = 勉强愿意经历

5 = 有点愿意经历

6 = 愿意经历

7 = 完全愿意经历

具体的评估标准如下。1 分是完全不愿意经历，必须马上通过实施强迫行为来缓解焦虑情绪。2 分是不愿意经历焦虑但是可以挺一小会儿。比如说有别人在场，不方便直接实施强迫行为，但是坚持十几分钟之后还是觉得焦虑太难受了，想了一个理由实施强迫行为来缓解。3 分是有点不愿意经历，可以不用立即去做强迫行为，能够坚持半个小时到一个小时左右，但是因为有焦虑情绪所以还是很难去做其他事情，最终还是得去完成强迫行为。4 分是勉强愿意经历，就是我们知道通过实施强迫行为来缓解情绪就永远无法康复，所以能够勉强做到停止自己的强迫行为，这个时候焦虑对我们的影响是比较大的。5 分是有点愿意经历，虽然焦虑的感受仍然是让人不愉悦的，但是从心底里允许它存在了，就像这个世界总有黑暗一样，同时可以完全不做强迫行为了，焦虑对我们的影响为中等。6 分是愿意经历，以开放的心态允许情绪按照自己的规律发展变化，焦虑对我们的影响已经比较小了。7 分是完全愿意经历，可以允许恐惧和焦虑情绪自由来去和停留，可以友善地关注、温柔地包容、平静地经历，在经历焦虑的同时可以做自己该做的事，而不受这种情绪的影响。

体悟疗法三原则的第三句话正是"经历情绪"，所以在这种能力上至少要达到4分才有可能闯过焦虑情绪这个难关。下面我们举例说明不同程度的愿意经历的能力在面对强迫症时的不同表现。比如，有一位怀疑检查型的强迫症患者，每天晚上入睡前都要反复检查煤气是不是关好了。现在，他决定睡前不再刻意去检查了，洗漱完毕后直接就躺在床上。但是过了好一会儿，他还是翻来覆去睡不着，内心感到很焦虑。折腾了一个多小时之后，他实在受不了了，就起来去厨房检查了一下，这种情况可以评估为3分，标志是他最终还是做了强迫行为。

那么4分的愿意去经历的表现是什么样的呢？就是无论多么难受，他就是坚持不做强迫行为了。他内心非常肯定这是强迫症的要求，别人都不会这样检查的，自己也没有必要再去检查。当然他很有可能还是很焦虑，仍旧是辗转难眠，尽管如此他也咬牙坚持着。最终他感觉一夜过去了，自己基本上没怎么睡觉，只是中间迷迷糊糊地睡着了一小会儿就醒了。第二天早上他还是按照平时的作息时间起床洗漱一下就上班了。所以这个4分的状态就像在打一场攻坚战，只要坚持到底就离胜利更近一些了。

5分的情况则是他晚上睡前不检查了，躺下之后过了一两个小时才睡着，大概睡了几个小时后又醒过来了，这个时候他的内心还是有些焦虑的，所以他无法很快入睡，所以又躺了一个多小时才睡着。等到早上醒来他发现自己睡了四五个小时，与之前几乎整夜失眠相比已经进步了，焦虑对自己的影响已减轻到中等水平。6分的情况就是比较轻松地停止检查行为，因为他已经开始确信焦虑会随着时间的流逝自行消减，自己无须画蛇添足。当然他一开始还是不能很快入睡的，但是花费的时间会进一步缩短，大概半小时到一小时左右就能睡着了。中间睡眠质量还可以，一觉睡到了天亮，基本上和平时的睡眠状况相差不大了。最后一个是 7 分的完全愿意经历，达到这个状态就意味着他已经不再将焦虑情绪看作危险的、必须排除的，而且躺下之后不到半小时就能睡着了。

其他强迫症的表现也请参照这样的情况评分，包括洗手、清洁物品、摆放整理、回忆分析、询问确认、仪式动作等。如果不做这些强迫行为就感到很难受，去做别的事情也受到较大的影响，那就是 4 分；虽然焦虑但是可以做一些事情就是 5 分；可以带着焦虑去生活了，感觉焦虑对自己的影响比较小了就是 6 分。

最后需要强调一点，大部分时候愿意去经历的能力针对的是焦虑情绪，但它的含义并不仅仅局限于情绪。如果我们所患的是注意力固着类的强迫症，或者脑中总是冒出一些不道德的想法和画面的强迫症，愿意去经历的对象就可以是自己大脑里不想要的想法和画面等。

六、专注于当下的能力

第六种能力是专注于当下的能力。这种能力对我们每个人来说都是非常重要的能力。大家可以回想一下，以前没有强迫症的时候或者强迫症还比较轻的时候，我们是不是可以比较专心地去做自己想做的事情呢？上课的时候可以紧跟老师的思路；考试的时候可以下笔如行云流水；上班的时候可以心无旁骛地完成各种报告；就算是休闲娱乐时看个电影、刷刷微博也能享受这个过程，这就是一种活在当下的状态，即注意力深深投入当下正在做的事情上不容易分散。

强迫症的出现恰好打破了这一切，它经常将我们带到对过去的怀疑或者是对未来的担忧之中，离开了当下本来该做的事情。所以提升专注于当下的能力可以大大减轻被强迫观念卷入其中的程度，就像一棵大树的根扎得越深越牢固，它就越不容易被大风吹动一样。大家可以阅读下面的内容，看一下哪个选项与自己的情况最符合。

1 = 只能把注意力集中在当下需要的活动上不到一分钟

2 = 只能把注意力集中在当下需要的活动上三四分钟

3 = 只能把注意力集中在当下需要的活动上十几分钟

4 = 可以把注意力集中在当下需要的活动上二十几分钟

5 = 可以把注意力集中在当下需要的活动上三十几分钟

6 = 可以把注意力集中在当下需要的活动上一个小时左右

7 = 可以把注意力集中在当下需要的活动上两个小时左右

在理解这种能力的时候，我们需要和前面介绍的几种能力结合起来看。当我们已经可以看清想法、离开想法并且愿意经历焦虑情绪之后，接下来需要面对的就是将注意力从实施强迫行为上拉回来，投放到对自己而言真正有意义、有价值的行为中。比如，上课的时候将注意力放在老师的讲解中；开会的时候能够一直注意别人都在说什么；和朋友聚会的时候专注于和对方的互动；该运动的时候就把注意力放在运动的过程和感受中。

也许最开始我们只能坚持几分钟，但是随着正念练习和暴露练习的起效，我们的注意力将能够更长时间地停留在自己想做的事情上。当这种能力达到 4 分及以上时，我们通常会感到强迫症对我们的干扰程度明显下降了，自己正在逐步拿回生活的主导权。这里需要注意的一点是将专注于当下和转移注意力作区分。

经常出现强迫症症状的朋友会问出门旅行或者换个工作能不能治疗强迫症。这个问题的真正意图就是通过将注意力转移到别的事情上来摆脱强迫行为。事实证明为了不去想强迫症而刻意去想 A 事件或者 B 事件的做法还是会大大地影响自己做事情的效率，是治标不治本的做法。专注于当下的能力不是注意力的转移而是注意力的回归！

### 七、持续践行价值观的能力

第七种能力是指持续践行价值观的能力。这是什么意思呢？还记得体悟疗法三原则中的"选择行为"吗？我们需要选择符合自己价值观的行为，选择能够让自己过上理想中的生活的行为，选择不去做强迫行为。所以我们在践行自己的价值观的行为上坚持得越久，我们就越能体验到真实的掌控感和价值感，也就不再依赖强迫行为来获得虚无的安全感和确定感了。持续践行价值观的能力可以保障我们一直走在自己真正想要的人生道路上，而忽略那些本来就无须理会的"虚假警报"。大家可以阅读下面的内容，看一下哪个选项与自己的情况最符合。

1 = 最多只能坚持两三天

2 = 最多只能坚持一周左右

3 = 最多能坚持两周左右

4 = 可以坚持三周左右

5 = 可以坚持一个月以上

6 = 可以坚持两个月以上

7 = 可以坚持三个月以上

举一个最容易理解的例子——减肥。日常生活中经常能够听到很多人说为了健康自己需要减肥了，但是真正能够成功的人都是因为做到了"坚持"二字。一开始大家都会想办法运动起来并且控制自己的饮食，少吃高热量的事物，甚至按照专门的减肥食谱吃东西。我们在开始的一段时间还是能够做到的，只是有一天遇到一个朋友过生日，一不小心就饱餐一顿。再比如，遇到三天的小长假，难得休闲娱乐一下，会不会忍不住和朋友、家人一起大吃大喝起来？有一句网络流行语"每逢佳节胖三斤"，有时候过节真的是我们在减肥大业中迈不过去的"难关"。再比如说运动这件事情，一旦遇到加班累了或者天气不好就停一天，一周下来只能坚持两三天，坚持践行价值观的能力评估为 1 分；咬牙坚持运动一周左右后放弃的，可以评估为 2 分。坚持运动的时间越久，获得的收益就越大。

对于强迫症的干预也是这样的，在明确了走出强迫症的三个原则后，能否一如既往地坚持下去决定了最终的成败。有的强迫症患者可以坚持练习正念半年以上，他感觉正念带给他的变化就会很大，当强迫行为来临时也更加镇定自如。但是也有的朋友可能只是尝试了一次，练习了五分钟就认为正念对自己没有帮助；或者每周只练习一两次，每次不到半小时，他们就很难真正获得走出强迫症的心理能力。当然这种能力的加强是循序渐进的，比如说因为强迫症而日夜颠倒、作息混乱的情况，一开始我们努力做到每周可以早点休息两三次，慢慢地增加到四五次，再然后是每隔几周才会熬夜一次……这就是坚持健康的作息行为在逐渐增加的过程。

八、与过去和解的能力

第八种心理能力叫作"与过去和解的能力"。中国有句古话叫作"不如意事常八九，可与人言无二三"。我们每个人在回顾自己走过的岁月时，总能发现一些自己不满意的、至今可能都在令自己深感悔恨和遗憾的事情。但是它们已经定格在了过去的历史中无法改变，我们能做的就是尽量去接受它们是我们人生经历的一部分。假如一直耿耿于怀，就会导致自己始终负重前行，甚至有可能持续影响自己当下做出的各种选择。与过去和解有可能是因为我们拥有了一些新的视角来看待它，也许是发现负面事件背后的意义，也许是我们不断成长之后拓宽了心理空间。对于强迫症而言，很多人会觉得自己的生活因它而一落千丈，那么我们究竟是接受这个现实然后目光朝向改变的方向看去还是留在原地抱怨自己的不幸呢？大家可以阅读下面的内容，看一下哪个选项与自己的情况最符合。

1 = 完全无法接纳过去的经历

2 = 无法接纳过去的经历

3 = 有点无法接纳过去的经历

4 = 勉强可以接纳过去的经历

5 = 有点可以接纳过去的经历

6 = 可以接纳过去的经历

7 = 完全可以接纳过去的经历

从强迫症的发病人群看，很多人其实都是非常聪明、有上进心、责任心和道德感也比较强的人。所以很多患有强迫症的人在得强迫症之前学习成绩是非常优异的，按照当时的情况考取名牌大学是完全没有问题的。但是因为强迫症的出现，学习状态往往受到了很大的影响，有的本来应该可以考上名校的，结果只考上了普通院校，有的甚至没办法正常参加考试。他们可能对这件事情充满了不公平感，内心觉得很愤怒、很不甘心，并且心想："我怎么就得这种病了呢？如果当初不是因为强迫症的话，我就不会沦落到今天这个地步了！"还有一些强迫症患者可能会对父母心存怨气，认为如果父母当初重视自己的心理健康，早点带自己去干预强迫症，也不至于让自己痛苦这么多年。如果我们对已经发生的、不符合自己预期的事情无法释怀，没办法接受它，也就没办法把过去的这些经历整合到我们的生命中来，也就无法用具有建设性的眼光看待它。所以，遇到上述问题的人就需要在这种能力上有所觉察和提高了，即从心态和行为上真正放下过往、面向未来。比如，尽量少去回忆当初自己成绩下滑时的心情；与父母就事论事，明确地说出自己现在希望得到的支持，停止抱怨，与他人合作等。

九、对变化的了知和接纳能力

最后一种克服强迫症的心理能力叫作"对变化的了知和接纳能力"，这种能力其实贯穿了整个强迫症好转的过程，不管是解除想法认同还是打破情绪驱动，都意味着我们开始接受生活中总有一些变数是永远无法消除的，我们要在不确定和不完美之中照常生活。其实世界万物都在不断变化之中，没有什么是永远不变的，包括我们的内心世界。

我们的大脑中会冒出有意义的想法，也会冒出可怕的、充满疑虑的念头，这是大脑运行过程中一定会发生的波动变化；我们有时候会感到愉悦、甜蜜、开心，但是隔天也有可能会变得悲伤、郁闷、无助，每一种情绪都有一个从上升至下降的演变过程。只有顺应变化的规律，不再费尽力气过度地保护自己的健康、安全，才能真正走出强迫症给我们设置的各种陷阱。大家可以阅读下面的内容，看一下哪个选项与自己的情况最符合。

1 = 认为有些重要的东西应该尽力去保持不发生负面变化，无法接受任何负面的变化发生在自己身上，必须进行过度的保护和思虑

2 = 理智上知道包括生命在内的一切事物和现象都是在不断变化的，但无法接受任何负面的变化发生在自己身上，很有必要进行过度的保护和思虑

3 = 理智上知道包括生命在内的一切事物和现象都是在不断变化的，无法接受任何负面的变化发生在自己身上，有必要进行过度的保护和思虑

4 = 能体悟到包括生命在内的一切事物和现象都是在不断变化的，勉强能够接受负面的变化发生在自己身上。很努力地克制自己，可以不进行过度的保护和思虑

5 = 能体悟到包括生命在内的一切事物和现象都是在不断变化的，有点能够接受负面的变化发生在自己身上。努力地克制自己，可以不进行过度的保护和思虑

6 = 能体悟到包括生命在内的一切事物和现象都是在不断变化的，比较能接纳负面的变化发生在自己身上。稍加努力地克制就可以不进行过度的保

护和思虑

7＝能体悟到包括生命在内的一切事物和现象都是在不断变化的，完全能够以开放的心态接纳各种变化，包括各种丧失甚至是死亡。无须努力克制就可以不进行过度的保护和思虑

从理性的角度而言，大家都知道世界的本质是变化的。没有一个人可以永生，也没有一个人永远不会犯错。但是很多时候我们明知道这一道理，却没办法接纳它发生在我们自己身上。前文在分析为什么我们会得强迫症的时候提到一个概念叫作"核心自我"。所有类型的强迫症的目的究竟是什么呢？说到底就是在保护核心自我不要往负面的方向变化。就是说我们太希望保持某个核心自我永远处在一个最好的状态了，这是我们所有苦恼的一个重要来源，也是我对变化产生抗拒的原因。通过观察实际生活，大家想想为什么各大网络销售平台上的化妆品卖得这么好呢？因为它抓住了很多女性消费者的内心需求，她们希望自己的皮肤永远水润、有光泽、没有皱纹。为什么有的人失恋了会觉得痛不欲生呢？因为他非常看重这段关系，所以他的内心希望这段关系能一直维系下去。

同样，为什么强迫观念说我们可能丢了东西就会让人焦虑不安呢？因为我们希望这个东西永远属于自己。所以我们需要放下对变化的阻抗，如实地经历当下发生着的一切。只讲道理是不行的，体悟疗法的优势就在于能帮助我们以自己所有的身心经验来体悟到变化，并且能以开放的态度接纳各种变化。

当然，接纳变化不等于我们就不在意它，完全听之任之，这是走向另一个极端了。比如说，我们接纳了谁都有可能生病的事实，那是不是我们就要放弃基本的防护措施呢？疫情期间，是不是就可以不戴口罩去公共场所，吃饭前也不洗手，明知道是高风险地区还去那里旅游呢？不！这不是接纳，这

是拿自己的生命开玩笑。

其实大部分人都会按照防疫的要求去做，同时保证自己能够正常地生活。那强迫症的具体表现是什么呢？是过度清洗、过度紧张甚至回避。

有些强迫症患者的病情在疫情期间变得严重起来，具体表现为清洗的行为越来越失控。所以我们需要停止做过度的行为，正常保护自己即可。假如一只流浪狗突然冲出来将我们的腿抓伤了，这个时候去打疫苗就是最正确的选择。但是如果我们看见那只狗距离自己还有好几米远，甚至只是听到了狗叫声就认为自己可能会被狗咬，并立即跑去打狂犬疫苗，这就是强迫症要求的过度保护了。所以对变化的了知和接纳能力可以让我们保持做出适度的反应，而不是强迫症要求我们做的过度反应。

# 第五章
# 强迫症好转会经历哪些阶段

## 强迫症好转的七个阶段

　　冰冻三尺非一日之寒，强迫症的发展是一个不断循环加固的过程，所以好转也非一蹴而就。患强迫症的人如果按照正确方法去实践，一定能够发现自己被强迫症束缚的程度会不断减轻。强迫症好转的规律通常是从后往前的。大部分人就算知道是想法认同导致自己陷入强迫状态的，也很难做到一下子就"顿悟"，立刻完全不理会强迫观念，而是很多时候还是半信半疑。所以更多患有强迫症的人是先抱着试试看的心态从减少强迫行为开始的，这样一来情绪驱动就被打破了，我们就有机会直面焦虑、接纳焦虑，最后才是努力降低想法认同程度直到完全远离强迫想法。

　　当然也有一部分强迫症患者是先打破想法认同，明白自己担心的内容是过度的、不合理的，因此根本不需要理会，他们往往能毫不犹豫地停止强迫行为，带着焦虑去做自己当下该做的事情。下面具体介绍一下各个阶段的特征，以便大家对照判断自己现在处在哪个好转阶段上。这几个阶段的经历是因人而异的，有些人可能不会经历其中的某些阶段；有些人可能很快就经历了这几个阶段；有些人可能会慢一点；或者在某一个阶段花费的时间较多，或者从一个阶段又退回到之前的阶段。

第一个阶段是我们的强迫行为中有一小部分能够控制住了。这个前提是我们已经意识到了强迫观念是虚假空的，因此没有必要通过做强迫行为来预防自己害怕的那些灾难性的后果。即使没办法完全消除强迫观念，头脑中的想法也不能定义自己的善恶。我们需要在这个前提下，努力减少强迫行为。比如，洗手的次数从每天 20 次减少到 15 次；头脑中分析回忆的时长从半个小时减少到 20 分钟；每天能有 1 次咬牙坚持住不做强迫行为等。

有时候来访者在进行几次心理咨询之后会反馈说自己有些进步，比如"这个星期我在焦虑水平不高的场景下有 3 次忍住没做强迫行为"，这就是开始进入好转的第一阶段，也就是说他已经踏上了好转的康庄大道。患者在这个阶段不做强迫行为还是会很焦虑，对我们做其他事情的影响也非常明显，在刚刚好转的阶段这是非常正常的。

如果我们坚持沿着这个方向走下去就会进入第二个阶段——我们大概能控制住一半左右的强迫行为。控制住这些强迫行为后我们还会焦虑，但没有之前那么严重了，焦虑的剧烈程度会降低并且持续的时间有所缩短，对我们做其他事情的影响也会减轻。比如说，一位患有清洗型强迫症的朋友原来如果没有把手"彻底洗干净"接下来就什么都干不了，现在他能将强迫行为减少一半，能在手不是很干净的情况下看书或者做饭了，此时焦虑的影响是中等的。这个时候我们应该能体会到生活变得轻松一些了，也能体会到自己的信心有所增强了。

第三个阶段是我们能控制大部分的强迫行为。强迫虽然还是会出现，但是我们在行为上做出的反应已经很少了。焦虑的剧烈程度以及持续的时间进一步减少，对我们做其他事情的影响也比较小了。生活的主导权越来越多地回归到自己手中，做事情的效率会有所提升。

第四个阶段就是我们能控制所有的强迫行为。这一阶段可以说强迫症已经好了百分之七八十了，因为我们能够完全停止做强迫行为了，所以我们可以将很多时间放在学习、工作、社交、运动等自己想要做的事情上了。停止强迫行为已经充分展示出一个新的事实——原来不做强迫行为我们担心的那些危险和灾难也不会发生，我们会认识到之前为此付出的代价太大了，真的是得不偿失，旧的认知由此逐步发生改变。在这一阶段强迫观念还会出现，但比原来会有所减少，这就是行为对思维的影响。有的朋友可能会产生疑问，为什么自己都停止做强迫行为了，不再给强迫观念赋予能量了，它还是没有完全消失呢？这时需要的是耐心和坚持。一切被排斥的都会继续存在。

对于强迫观念，我们需要牢牢记住以顺其自然的态度对待它就好，不忘初心，方得始终。在情绪方面，现在由于我们已经可以成功地不做强迫行为了，因此我们的焦虑水平就会大大降低。这个阶段最主要的情绪可能是烦躁，因为强迫观念还是会冒出来干扰我们，还是和自己期待的结果不一致。所以再次强调一下，到这个阶段我们所要做的重点就是改变自己的态度。要能够允许和接纳强迫观念的出现，因为强迫观念具有闯入性，所以我们没办法提前控制它。强迫观念出现了我们也不要烦躁，用正念的方式觉察到它就可以了，然后就像脑中冒出的其他想法一样，允许它自行出现和消失。应对强迫观念的黄金法则有四个要领：知道它，允许它，不管它，随它去。我们可以把强迫观念当成大脑里的噪声，虽然无法彻底关闭它，但是可以忽略不计。

如果我们能有这种允许接纳的态度，那么接下来我们就进入了第五个阶段，此时强迫观念的出现频率明显减少。很多心理咨询进行到中后期的来访者都会有这样的反馈："老师，我上个星期好像就想到了一两次强迫观念，然后我也没理会，我也没做什么强迫行为，它很快也就过去了。"所以这个阶段最大的特征就是强迫观念会明显减少，只是偶尔出现。很多人已经将主要的精力都用在构建自己理想的生活上了，因此复工或者复学、升职加薪或考试成功的人不在少数。对他们来说，即便强迫观念偶然出现一下也不会引起什么波动了。

此时我们需要继续保持这种接纳和允许的态度，只有这样接下来才会出现第六个阶段，即在一段较长的时间内我们的大脑中都不会再出现强迫观念了。可能是好几个星期，可能是连续几个月都没有强迫观念。这是一个较长时间不出现强迫观念的阶段。以此为标志，可以说强迫症就基本好转了，我们已经完全回到生活的正轨上来了。不过需要提醒大家的是，有些患有强迫症的人在这个阶段会因为不放心而导致一种拖后腿的行为出现，那就是去自我核查，确认自己到底好没好。自己是不是真的不怕原来担心的念头了呢？一旦我们刻意去检查和确认，就会导致强迫症出现一次小反复。我们可能发现这几天强迫观念又冒出来了，甚至又变多了。这个时候我们可以仍然用接纳和允许的态度对待它，然后它慢慢又消失了，然后我们又会回到一个强迫观念比较长时间不出现的阶段。

最后一个阶段即第七个阶段就是预警性注意的解除，在这个阶段我们的注意力对原来恐惧的对象没有那么敏感了。很多刚开始进入这一阶段的朋友其实已经能够正常生活了，强迫症已经成为过去式了。只不过有时候还是会对那些以前害怕的对象有一点敏感。比如，原来怕脏的朋友好像还是比别人更容易注意到垃圾桶、疑似红色的物体或者猫猫狗狗等；原来迷信的朋友可能还是会比较容易注意到数字"4"或者"车祸""癌症""意外"这样的字词。

这个时候，他们虽然没有什么明显的强迫观念，但是对自己曾经害怕的对象却还是有点敏感，看到它们的时候内心会略有一点介怀。所以这一阶段的改变就在于消解这些"敏感注意"。如果有一天我们发现自己之前在意的那些环境刺激已经和其他的环境刺激地位相同了，或者自己不会比别人更多地注意到这些东西了，这便是体悟疗法中称为的"预警性注意的解除"。

# 第六章
## 阻碍强迫症好转的因素有哪些

　　强迫症的好转是一个曲折前进的过程，有时候一段时间内会进展顺利，有时候又可能会出现退步，其中的原因是多方面的。比如，强迫症的严重程度不同，好转过程中所花费的时间和精力也会不同。如果病情严重到生活不能自理，患者就需要更多的努力和时间去恢复。强迫症的病程长短也有影响，比如患病半年和患病二十多年也会影响好转的速度和难度。

　　除此之外，还有我们得强迫症之前的性格基础，有的人之前性格很开朗，并不怎么追求完美，甚至有些大大咧咧的，只是因为在生活中遇到一个突发的刺激性事件才得了强迫症，现在困扰着他们的只有强迫症，其他方面都还不错，这种情况下他们比较容易好转。如果患者在发病之前的性格基础是比较内向、敏感、多疑、非常追求完美的，就会使好转的难度加大，因为改变症状的过程也会对原本的性格产生影响。不过机遇是和挑战并行的，抓住机会去完善自己的性格，收获会更加丰盛。我们现在有没有其他的共病，如除了强迫症之外是否共病焦虑症、抑郁症或者社交恐惧症等。

　　共病的心理问题如果比较复杂，强迫症的好转会受到共病的影响。有些强迫症患者本身患有一些慢性的身体疾病，这也会影响强迫症好转的进程。还有我们的社会支持系统，包括我们的人际关系、家庭氛围、夫妻关系、同事、朋友、同学等，如果这些资源比较匮乏，也会影响我们的好转。以上这些因素当中有许多是我们现在没有办法马上解决的，比如身体疾病需要时间治疗；性格基础也不可能马上发生翻天覆地的变化。下面我们重点梳理一下自己可以调整的阻碍因素，希望能帮助大家及时发现问题、防微杜渐。

　　第一个阻碍因素就是对焦虑的态度，如果我们总是害怕焦虑，希望以后永远都不要再焦虑，这将会阻碍我们的好转。体悟疗法里一直强调对情绪的正确态度是要愿意去经历。为什么不能回避焦虑或者消除焦虑而是需要经历焦虑呢？首先，需要再次强调的一点是强迫症当中的焦虑情绪不等于危险。它仅仅是因为我们与大脑中的那个强迫观念发生了想法认同，相信了那个不符合现实的、不合理的想法，才产生了这种情绪，这与我们现实中确实遇到的危险是两回事。其次，情绪是有其自身发生、发展和消失的规律的，它就像一个山形曲线一样，发展到高峰之后就会慢慢下降和消退。我们只要抱着愿意去经历的态度，允许情绪自行变化就可以了。如果我们整天害怕情绪，那么对恐惧的恐惧和对焦虑的焦虑就会不断叠加，就像不断地向水中投入石子一样，泛起的涟漪只会越来越多，最终被焦虑情绪淹没。

　　如果给自己设定的目标是从此再也不要焦虑了，就会阻碍强迫症的好转，因为这是一个不切实际的目标，这就相当于要求外面的天空永远都是艳阳高照，永远不要阴天下雨。正常的情况是一年有春夏秋冬四个季节的转换，有风和日丽，也有风霜雨雪。人的情绪也是这样的，有愉悦的情绪，也有不愉悦的情绪。普通人也会产生焦虑和不安，我们无法变成一个没有负面情绪的人。关键在于培养和提升接纳情绪的能力，这样才能适应焦虑情绪的波动，不会感到有太大的压力。我们无法平息波浪，但可以做一个冲浪的人。

第二个阻碍因素是对强迫观念的厌烦与排斥。所谓强迫观念就是反复出现的、让人很焦虑的那个具有闯入性的想法、表象或冲动。如果我们内心总是希望它永远不要出现，想尽各种办法消除它，在它每次出现时都排斥它，这将会阻碍我们的好转。我们对待强迫观念的态度会影响自己的好转进程。如果我们希望强迫观念再也不要出现了，把它当成一个眼中钉、肉中刺，想要把它除之而后快，这种态度和做法反而会减缓我们好转的进程。

强迫观念的第一个特点就是具有闯入性，闯入性是无法提前预料或者控制的，不像平时上班或者上课的时候，我们可以提前做好功课。强迫观念都是自动冒出来的，因此只有在它出现之后我们才能意识到它，即便我们并不想去想它，也没办法提前规避。我在这里还是再次强调一下对待强迫观念的基本原则：知道它，允许它，不管它，随它去。这有点像太极中的四两拨千斤，我们越不去用力推开，越能够抽身而出。相反，如果我们整天想着千万不要再想到某个想法了，那在这个瞬间我们其实就已经想到了这个想法。比如，我们在心里告诉自己："千万不准去想北京天安门！"结果是什么呢？我们的大脑会第一时间冒出和北京天安门相关的信息。因此越是排斥某个想法就会越频繁地想到它，不如顺其自然，如此方能相安无事。老子说的："孰能浊以静之徐清？孰能安以动之徐生？"就很适合用来对待强迫观念。

第三个阻碍因素就是回避任何可能让自己产生强迫行为的情境或事物。回避的原因在于我们害怕在这些情境中又遇到强迫观念，又产生焦虑不安以及不得不实施强迫行为来缓解焦虑。我们要自己检视一下，看看是不是有一些事情是自己不愿意去做的，或者有没有一些地方是自己不愿意去的。比如，一位怕脏的患有强迫症的朋友，每次出门看见垃圾桶、地上的纸团、红色的东西及猫狗的排泄物等就很焦虑，总是担心自己会碰到，把自己弄脏，因此就采取回避的方式，慢慢不再出门了。这种情况会使强迫症越来越严重，并使自己的社会功能越来越受损，从而增加好转的难度。再比如，一个患有怀疑检查型强迫症的人，每次离开家锁门的时候就犯强迫症，总是担心门没有锁好导致家中被盗，反复长时间的检查又很痛苦，所以后来就回避锁门，都是家人代替自己去做。

患有其他类型强迫症的患者也有相似的情况，只要我们竭尽全力地避免任何可能引发自己强迫行为的场景或事物，就会阻碍强迫症的好转。所以我们要下定决心去那些该去的地方，做自己该做的事情，不管有没有强迫观念出现，不管有没有焦虑情绪蔓延，我们都要去做自己需要做的事情。如果我们能像正常人一样生活就会慢慢变回我们最初的样子，而越回避就会越无法克服强迫症。我们要始终牢记自己想过的生活是什么样的，一定不要打退堂鼓。如果我们真的这样去做了，就会发现焦虑情绪其实在慢慢变化，当我们逐渐投入自己当下该做的事情时，焦虑情绪什么时候会消失的问题就已经被我们抛诸脑后了。

第四个阻碍因素是总想找到"灵丹妙药"。可能有些患有强迫症的人内心会怀有一种期待，那就是希望有方法可以既简单又有效而且可以很快速地解决强迫症。他们期待的那种感觉就像一枚炮弹一下就击穿一座堡垒一样，强迫症立刻就土崩瓦解了，自己再也不用承受强迫观念和强迫行为的折磨了。在实际咨询中，也会有些来访者问："能不能给我讲讲强迫症的本质，把这个问题分析清楚了，我放心了就不会继续强迫自己了。"还有的朋友可能在网上看过一些其他人分享的强迫症好转的经历，猜测是不是有什么话能够一听之后立即开悟，产生拨开云雾见青天的感觉。如果内心抱有这种期待，就会阻碍我们好转。到目前为止，世界上还没有这样的"灵丹妙药"，可以让人不经历焦虑，不控制强迫行为，轻轻松松就能走出强迫症。俗话说

"一分耕耘，一分收获"，这永远是真理。那些童话故事中的神奇力量并不存在于现实中，只有经过认真刻苦的练习，亲身经历焦虑的情绪，让自己真正身处于那些原本会让自己恐惧的场景之中，坚持不懈地行动，才有可能走出强迫症的牢笼。

第五个阻碍因素是把责任都推给了外界环境或者他人。有些强迫症患者会觉得强迫症不是自己的问题，如果环境改变了自己就能好。比如，一个人的症状是在单位对某个人有强迫症状，看到这个人就觉得不吉利，恐惧情绪就会冒出来，不得不做一系列的强迫行为和回避行为，导致工作效率降低。还有很多患有强迫症的人对学习的内容或者工作的内容有强迫症状，比如一到学校就紧张，只要学习就头疼，一旦写字就觉得自己写得很丑、反复修改，在这种情况下是不是休学就好了呢？不去公司上班，不给领导发邮件就不会担心发错信息了，那是不是换个工作，强迫症就会消失呢？

很多人会有以上这些想法是因为对强迫症的了解还不够深入，强迫症的问题源于我们的心理反应和别人不同，而不是我们遇到的事情、我们生活的环境和别人不同。既然不是环境的问题，我们却只顾着改变环境，到头来其实是竹篮打水一场空，这一努力方向是完全错误的。我之所以会提出这个阻碍因素，就是因为现实生活中确实有强迫症患者会做这样的尝试。改变环境到底有没有用呢？也许开始有用，比如说辞职、休学、换个城市生活等，刚刚远离旧环境的时候症状可能会减轻。但随着时间的流逝，我们就会发现过不了几个月，长一点的可能半年左右，强迫症就又反扑回来了，而且有时候病情会变得更严重，患者的内心会因此更受打击。

虽然环境变了，但我们的心没有变，我们的认知模式没有变，考虑问题的方式没有变，在意的东西没有变，对生活的要求没有变，对安全感和掌控感的追求也没有变，那么无论环境怎么变都是在做无用功，我们最终还是会受到强迫症的束缚。

我们究竟怎么做才能对症下药，真正对强迫症的好转有帮助呢？其实答案远在天边近在眼前：在现有的环境下，立足于当前的环境，面对那些让我们焦虑和恐惧的刺激对象，有计划地进行暴露练习。通过做有针对性、大量、反复、刻意的练习，逐步适应焦虑、接纳焦虑，学会与焦虑共存，停止做回避行为和强迫行为才是好转的必经之路。假设如果我们已经辞职了，暂时没有工作，或者已经休学了，暂时不用上学，这对我们来说也有一定好处，那就是我们现在拥有大量的时间做练习。

然后，当我们的练习有一定的效果后，我们就要开始恢复工作，抑或回到学校继续上课。也就是说，我们最终能够回归正常的社会环境中生活，才是真正康复了。如果我们总是适应不了环境，仅仅依靠不停地转换环境来获得片刻的安宁，那我们可能一辈子都在过一种"大逃亡"的生活，强迫症就会在我们身后紧追不舍。所以我建议大家如果能工作就尽量继续工作，能上学就尽量坚持上学。对于强迫症实在是很严重，需要休息一段时间的患者，我建议在强迫症有一定的改善后，也还是尽早、尽快地去工作、去上学。

另外一种情况是有些来访者在见到心理咨询师或精神科医生的时候会说"终于找到你了，你是我最后的希望了。我已经把自己的情况都告诉你了，请一定要把我治好，如果在这里还看不好，那就没什么指望了……"请记住，在任何时候，唯有自己才是强迫症好转的第一责任人，没有人能够代替。即便找到专业人士来帮助自己，你与专业人士之间也是一种合作的关系，改变的关键点在于我们自己的付出与行动。只有自己变得强大、包容、灵活、开放，我们才能无所畏惧地生活，享受自己的人生。

第六个阻碍因素是为了做好接下来的事情而向强迫症让步。停止强迫行为是克服强迫症的必经阶段，但是我们发现想要心无旁骛地坚决做到这一点并不容易，有些朋友经常会陷入内心纠结的状态，担心如果不实施强迫行为的话，那么接下来要做的事情就会受到影响，就做不好了。比如，我接下来要去会见一位客户，谈一笔重要的生意，但是现在如果忍住不去洗手的话，那我谈生意的时候肯定就会很焦虑，内心会一直想着自己的手没有洗干净，注意力没办法完全放在沟通的过程中，而且焦虑的情绪也会影响沟通能力，或者如果没有完成反复洗手的强迫行为，那么我接下来就无法安心上课，注意力没办法集中在学习上，总是想着之前没做好的那些强迫行为，陷入对可怕后果的联想当中。所以思来想去没办法，为了做好重要的事情，不得不去实施强迫行为。面对这个问题该怎么办呢？

其实做出这样的选择的原因是我们没有看清楚短期效果和长期效果的差别，太局限于实施强迫行为所获得的短期效果了，为了眼前的既得利益，放弃了更重要的、更长远的利益。我们都知道强迫行为是导致强迫症持续存在的一个决定性的因素，无论是选择自助还是进行心理咨询，都绕不开强迫行为这一关，核心原则就是要停止强迫行为。为了成功完成这个转变，不再因为担心后续的事情而退让，大家可以参考以下几点经验，看看自己的情况是否包含在其中，找到调整的思路。

首先，当我们自行干预强迫症的时候不能没有目的、没有计划就去埋头苦干，我们需要根据自身的症状制订一个系统的练习计划，否则很容易浅尝辄止。在正式的强迫症心理咨询中，会有一个完整的咨询计划，里面包含了每次咨询要学习和练习的内容，每周需要达到具体目标，这样来访者行动起来就更加明确，也更有动力去完成练习。比如，以反复洗手为例，如果我们这周练习的目标是直接用手按电梯之后不洗手，并且可以正常地做其他的事，那么接下来就需要在没有重要事情的环境中，也就是说最好每天安排一段时间来专门针对这个项目进行反复大量的练习。如果我们认认真真地安排了固定的时间来进行练习，每次用手直接按电梯之后都坚持不洗手，那么焦虑就会按照规律消退，我们对焦虑的耐受性就会提高。如此一来，等到下次我们要和客户见面谈生意时，或者有其他重要的事情时，正好遇到要用手按电梯的情况，我们就不会再被难住了。因为我们前面已经练习过了，不会有那么强烈的焦虑情绪了，也就不会影响自己接下来要做的事情了。

当然，如果说在接下来要做重要的事情之前，我们碰到了一个还没有应对过的能引发更高焦虑等级的症状，比如说还没有练习直接用手按马桶的冲水按钮，这个时候就可以暂时去做一些强迫行为，等到完成刻意练习之后，再停止做强迫行为。

其次，我们从短期效益和长期效益的角度来分析一下这个问题。如果我们现在去实施强迫行为，那么焦虑就会很快得到缓解，我们就可以安心去做接下来的事情。但是我们仔细回忆一下过往的经历就会发现，自从强迫症出现在我们的生活中以来，不管我们如何顺从于强迫症的要求，最后的结果都是自己的状态变得越来越严重、越来越糟糕。

也就是说，原来我们在生活中可以轻而易举就完成的事情，现在却变得越来越困难了，甚至有很多事情都不敢去做了，是不是存在这样一个趋势呢？一开始我们以为只要做好强迫行为让自己变得舒服了，就能全身心地投入工作，与客户好好谈生意，成功了就可以赚到更多的钱。但是现实往往是事与愿违的，随着我们一次一次地退让，一次一次地实施强迫行为来消除焦虑，强迫症的循环变得更加牢固了。它就像一头凶恶的老虎被投喂了大量食物一样，变得更加强大，也更加贪婪，下一次焦虑情绪来袭时，我们就要实施更多的强迫行为。

因此慢慢地，我们就会在谈生意或执行项目的过程中变得越来越力不从心。比如，因为反复洗手的时间更久了，所以开会总是迟到，许多工作也不能如期完成，不但这一次的生意失败，最后可能会损失更多。这就是为了短期的获益而牺牲了长远的利益。或者说我们为了能够在上课的时候好好听讲，在强迫观念一出现时就立即去做强迫行为，检查也好，回忆也好，祈祷也好，计数也好，总之我们只想尽可能地缓解焦虑。虽然我们暂时可以继续上课了，但是随着时间的推移，我们的强迫症只会越来越严重，强迫行为消耗的时间和等级会越来越高，逐渐导致最后我们根本无法继续上课，因为根本没有时间和精力去顾及上课的内容。

强迫症就像一个不断扩大的漩涡，将我们牢牢困在其中。请大家试着在心里记住这样一句话：我们减少或者停止强迫行为，是忍受暂时的痛苦来换取长远的解放。每一次忍住不做强迫行为，我们就有机会如实地、完整地经历焦虑，提高对焦虑的接纳能力。不做强迫行为也会减少对强迫观念的认同，强迫循环就会慢慢开始变得薄弱，所以停止强迫行为的回报绝对是超值的。

有一种例外的情况是我们遇到了非常重要但并不常有的事情，比如说参加高考，这个时候如果不做强迫行为可能会直接影响考试的成绩。针对这种特殊情况我们可以暂时退让一次，等考试结束了，还是要针对自己的强迫症进行有计划的、有针对性的、反复大量的练习才行。

第七个阻碍因素是不愿意进行暴露练习。由于大部分的强迫症都包含了强迫行为，所以强迫症的好转需要进行一些暴露练习，这样才能打破强迫症的恶性循环。但是有些强迫症患者可能会心存疑虑，即不明白为什么必须进行暴露练习，正常人好像并不会那么做，或者正常人也不会喜欢那样的练习。比如，某些清洗型的强迫症患者特别害怕排泄物或者垃圾桶，他们进行暴露练习时，需要先想象自己的手上、衣服上，甚至全身上下都沾上了大量污渍，然后经历这种焦虑的情绪；接着是现场暴露，直接走到办公楼下的公用垃圾桶旁边，尝试碰一碰垃圾桶并且停止强迫清洗行为。

有时候来访者会不理解为什么一定得这样做，因为哪会有正常人没事就去想象自己浑身沾满污渍的样子呢？难道正常人走路的时候一看见垃圾桶就去碰一下吗？那是不可能的啊！没有人喜欢这样做，为什么自己却要去挑战这些行为呢？其实这样的心理背后可能还是强迫症的焦虑在作怪，大家可以静下心来想想看，我们是不是因为过度地焦虑、害怕、紧张、不安所以才不想这样做呢？还有一种可能是我们对强迫症好转的认识不够充分，总觉得世界上会不会有一种方法可以使自己不那么痛苦就能康复，不需要付出大量的努力就能好起来，但这些都是不现实的想象，不可能有这样完美的方法。

如果我们经常用"正常人可不会这样做"的理由来抗拒做暴露练习，那就要另辟蹊径，换一个视角来看看强迫行为的真实面目与正常的反应有什么不同。正常人其实并不会像我们这样害怕排泄物或者垃圾桶，他们也不会因为担心自己上厕所时身上、手上、衣服上可能沾上了排泄物就反复清洗和检查。有很多清洗型的强迫症患者上一次厕所就需要花费一两个小时进行检查确认，或者每次上完厕所都必须洗澡。

正常人上厕所的过程是自然的、放松的，而患有强迫症的朋友则是紧张不安的、精神紧绷的，在整个上厕所的过程中都是小心翼翼的，并且会尽力避免任何被污染的情况发生。正常人不会为了避免上厕所而减少饮食，但是有强迫症的朋友却经常不敢吃饭、不敢喝水，长此以往导致口唇干裂、营养不良、身形消瘦，有些女性甚至会生理期紊乱。就是因为强迫症的存在，所以他们没办法像正常人一样轻轻松松地生活。

为了消除强迫症对我们的控制和影响，我们必须下定决心进行暴露练习才行。这就相当于一个人不小心感冒了，他去医院就诊后医生给他开了药并叮嘱他每天三次按时按量服药就能康复，那么他需不需要吃药呢？这个时候他如果将自己和没有感冒的人比较，觉得别人不用吃这么苦的药，而自己为什么就得吃药是没有任何意义的。因为别人没有感冒，不会打喷嚏流鼻涕，不会发烧喉咙痛。自己的痛苦就摆在眼前，所以吃药就是最明智的选择，这样才能真正缓解自己的不适，早日康复起来。

　　同样道理，因为我们被困于强迫症的泥潭，所以才需要做暴露练习来帮助自己走出强迫症。从目前的文献来看，对于强迫症患者来说，在不进行彻底的暴露练习的情况下，想好转还是比较困难的。当然任何事情都不是绝对的，我们不能说不做暴露练习就一定无法康复，但是对于大部分人来说，不做练习是很难康复的。另外需要注意的是，没人会连续好几年都吃感冒药，做暴露练习也是一样的，我们并不需要没完没了地进行暴露练习。正常来说，只要我们在一段时间内认认真真地进行大量的、有针对性的暴露练习，强迫行为就能得到很好的控制。当强迫症的心理模式被打破的时候，我们的强迫症就好起来了，也就不需要再这样做了。到时候我们就可以像正常人一样生活了，想做什么就去做什么，不想做什么就不做什么。所以希望大家能够明确暴露练习的必要性和重要性，不管是自助还是接受专业的心理咨询，都要踏踏实实地进行暴露练习。

　　第八个阻碍因素是总想着必须有个完美的节点再开始好好地努力。这种想法在强迫症患者中比较常见，因为在强迫症患者的性格基础当中，完美主义是很常见的。我们在现实咨询案例中也经常遇到这样的情况，有些来访者在正式咨询之前已经尝试了很多次，但最后都会功亏一篑，很难找到完美的节点。比如，有些患有清洗型强迫症的朋友已经通过看书学习或上网听课了解到，想要彻底摆脱强迫症就必须停止做强迫行为。但是在真正开始练习之前，他们总想着要把家里所有的"脏东西"都处理好才行，即必须进行一次彻底的大扫除：清洗所有的衣服和鞋子；清洗床单和被罩；擦拭所有的家具和电器设备；清理家中不需要的物品，将卫生间彻底打扫干净。

他们认为必须等把这些事情全部按照强迫症的要求做完了、达标了之后，才能按照干预强迫症的方法进行练习。他们只有和强迫症做一个完美的了结内心才会舒服，才能开始按照正确的方法进行治疗。根据我这么多年接触几千位强迫症来访者的经验看，还没有哪位朋友真的按照这种方法走出了强迫症。这究竟是为什么呢？因为这是一个错误的努力方向，我们不可能在一个错误的方向上前进之后还能达到正确的目标。强迫观念的本质是虚假空的、过度的、不现实的、不合理的，不可能通过强迫行为迎来完美的结局，它就像一个无底洞，永远也堵不上。所谓完美的结局只是一种理想状态，是以没有任何强迫影响或者其他干扰为前提的，但是我们在实际生活当中会发现这种状态是很难达到的。

我们以为就这一次将家里彻底打扫干净，以后就再也不用没完没了地收拾了，结果打扫的过程中，强迫观念经常冒出来搞破坏，总是让人怀疑刚刚打扫过的地方又被弄脏了。比如说拖把是不是又碰到了已经擦干净的桌子腿，抹布是不是又蹭到了沙发扶手，洗手的时候水池反溅的脏水是不是又把自己弄脏了……于是我们不得不重新打扫一遍。这样的过程不断循环往复，怎么可能有一个完美的节点呢？有时候追求一个绝对完美的节点会耗费很多年的时间，这个节点看似在眼前其实遥不可及。比如，有位强迫症患者曾经在上海工作，在去外滩玩的时候强迫观念冒出来了，当时因为一些客观原因没有成功地实施强迫行为。后来虽然他去了别的城市生活，但是"外滩事件"却像一根刺，每当他想起来就觉得很难受。这次为了有个完美的节点，他就特意回到上海，想重新去一次外滩，将当时没有做好的强迫行为做到位，他希望这个过程中不要有任何其他事情干扰自己。他认为只要这件事做成功了，自己就能放心大胆地干预强迫症了。他在上海住了三个月，每天都去外滩，但一直都没能成功。因为每次去外滩都会发生一些不可控的事情影响他的完美进程。比如说，有个小孩突然从旁边跑过去，或者突然冒出的欢呼声，导致其强迫行为不完美，最后都以失败告终。就算是有一次顺顺利利地达成了目标，但是没过多久，他又会想到之前的过程里是不是遗漏了什么，是不是有哪个细节没有关注到，前思后想，无穷无尽，导致其把本来已经做好的事情又推翻了。

完美主义是一种主观感觉，所谓完美的节点其实并不存在于现实之中。假如我们还是想试试看的话，建议最好给自己设定一个期限，比如说两个星期或者一个月。如果自己很幸运地找到了完美的节点，那么就大步向前，迎接挑战，克服强迫症状；如果还是不行，那么只要约定的时刻到了，就放弃这个追求，接受当下的现实，否则告别强迫症就真的变得遥遥无期了。

还有一种情况与等待完美的节点有些相似之处，强迫症患者不是追求一个完美的节点，不是要与之前的强迫症做一个完美的了断，而是希望有一个完美的开始。比如，从下周一开始好好按照书上说的方法练习，或者从下个月一号开始，从自己的生日开始，从国庆节开始，从元旦开始，从大年初一开始，等等，总之他想选一个好日子来开始改变，这种情况也会阻碍我们的好转，因为它依然难以实现。

我们每个人其实对自己都有不满意的地方，希望借助一个全新的开始让自己脱胎换骨，这在心理学上称为"新年决心效应"。研究显示，不管是计划减肥也好，还是戒烟也好，新年计划的有效期一般不超过一个月。实际的咨询经验告诉我们，放弃完美的开始，从当下的这一刻就做出改变才是最佳选择。不必等到下周，也不必等到某个特殊的日子，现在能去经历一点儿焦虑，能够减少一次强迫行为，就可以立刻做起来，这样我们才能真正开启强迫症好转的时空之门。开始的时间点只有一个：现在！

　　第九个阻碍因素是必须先改变认知才能停止强迫行为。很多有强迫症的人其实在症状产生不久后就会非常积极地行动起来进行自助，学习强迫症干预理论，想从认知上彻底击碎强迫症的逻辑，他们认为这样自己就能停止做强迫行为，走出心理困扰了。也就是说，他们很想从道理上梳理清楚强迫观念是错误的，或者是不合理的，然后才有可能不做强迫行为。他们如果没有弄明白其中的道理，就会非常不安，还是得通过做强迫行为来消除焦虑不安的情绪。这种做法的背后可能是因为没有认识到行为、情绪和认知之间的相互影响。对强迫症的好转来说，认知的改变很有必要，或者说如果我们真的从根本上改变了认知，那么对于走出强迫症而言绝对是个重要的砝码。

　　有很多的认知技术都可以应用在强迫观念的重构当中，对于一部分来访者来说也的确有效。比如，迷信类的强迫症患者会认为听到某个不吉利的词语就会遇到倒霉的事情，那么我们可以通过运用饼图技术来客观分析一个结果的发生真正需要的条件有哪些，自己担心的内容是否包含在其中。事实上很多我们认为的"条件"其实根本不成立，更不用说占据多大的比重了。经过这样清晰的梳理之后，有的来访者会明白原来自己的担心确实太主观了，于是强迫症的堡垒就被打破了，这种就是认知技术应用比较顺利的情况。

　　但是需要注意的是，强迫症之所以被打上"难治"的标签，就是因为它会不断地引发各种问题来骚扰我们。有时候我们运用有效的认知调整技术将原来不合理的强迫观念改变了，紧接着又会冒出新问题，甚至强迫症会引诱我们对方法本身产生强迫行为。比如，怀疑刚才的思路对不对，评估的标准对不对，还有没有其他没考虑到的因素等，从而可能会陷入没完没了的分析之中。

　　所以先调整认知有时候并不一定行得通，从目前的文献看，没有足够的证据支持只是单纯地改变认知就能有效地改变强迫症的观点。没有暴露练习的参与，不去经历焦虑，不去控制强迫行为，强迫症的干预很难达到理想的效果。我们可以尝试着走改变认知这条路，但是如果走不通，发现强迫观念层出不穷，自己好像应付不过来，那么就要考虑换一条路走，我们在后文中会具体讲到先从离开想法做起，最后才是殊途同归，实现认知的改变。

另外在改变认知方面还有一个经常出现的陷阱，当我们反复利用认知调整的方法来缓解焦虑的时候，认知调整本身有可能会成为一种强迫行为。比如，我们的大脑中有一个强迫观念是"我在看这段话的时候如果没有点头三次，地球就会爆炸"，为了缓解焦虑，消除危险发生的可能性，我们会在心里分析宇宙是怎么来的，太阳存在多少年了，地球存在多少年了，地球的结构是什么样的，它一共可以存在多少年，它最终什么时候会爆炸，等等。

我们这样从头到尾思考一遍之后会得出一个结论：地球在几十亿年之后才有可能爆炸，所以我们不做点头的动作，地球也不会出事。这就是一个认知调整的过程，如果我们仅仅进行一次认知调整，弄清楚之后就把这种担心放下了，不再被这个念头左右了，那是比较理想的。

但我们经常会发现这样的分析和思考并不能彻底解决问题，现实情况往往是每一次这个强迫念头出现时，我们都要再把刚才那个分析过程重演一遍，有时候想的时间短一些，一两分钟就能结束；有时候可能想一遍不行，得重复许多遍，直到我们心里感觉舒服了、焦虑缓解了，或者找到自己认为刚刚好的那个点了才能停下来，所以这个过程可能要持续几十分钟甚至几个小时。

强迫症的形成非一日之功，有时候直接打破想法认同并不容易，很多患有强迫症的朋友其实是以一种半信半疑的态度开始干预强迫症的。哪怕一开始认知没有发生彻底的改变，但是如果有着非常强烈的决心和意愿让强迫症好起来，那么直接从行为入手也是可以的。

十多年前我自己曾经去墓地进行过暴露练习。当我半夜十二点走进坟地的时候心里感到非常害怕。身旁有风吹过，周围的树叶一响，草丛里不知道是什么小动物突然从我的脚边窜过去，令我非常恐惧，并一度怀疑世界上是不是真的有"孤魂野鬼"。

尽管在认知上摇摆不定，但我就是坚持待在里面不出来，这样坚持的时间长了，我发现并没有发生什么可怕的事情，没有什么鬼怪出来吃人，最终我就相信这个世界上没有鬼了。或者达到了另外一种状态：不管想法是什么，即便自己还是认为有鬼，也不害怕了。因此先从行为上直接入手，让自己面对自己害怕的对象，最终也是可以改变认知的。在认知—情绪—行为所构成的这个三角形中，三个因素之间是交互影响的，从任意一个因素开始改变都可以，只要它真正改变了，另外两个因素就会受到影响。

第十个阻碍因素是等强迫症好了再去生活。很多强迫症患者都有这个问题，他们总觉得因为现在有强迫症，所以自己不能上学了，不能工作了，不能像别人那样去外面健身了，不能像以前那样出门旅游了。他们往往会觉得反正自己有强迫症，所以生活中许多本来可以做的、想要做的事情就可以搁置了，必须得等自己的强迫症好了，再开始认认真真地生活。

这种观念带来的结果就是本末倒置。举例来说，假如一棵植物上很多叶子都发黄了，那么很有可能是缺水或者缺肥了，这些东西都需要通过土壤来提供。因此想要救活这棵植物，那肯定得从土壤入手，适当浇水和施肥，把植物的生存环境维护好，那么这棵植物就能重新焕发生机了。如果只是对叶子浇水，给叶子用药，并不能解决根本问题。

换成强迫症应该怎么去理解呢？在这里我们做一个类比，其实我们的生活就相当于植物赖以生存的土壤，只有我们的生活是健康的，身心才能保持健康。如果我们的生活变得一团糟，变成了一片荒芜的沙漠，那么我们的身心也很难保持一个良好的状态。从现在开始，就去做自己该做的事情，就去过自己该过的生活，这样就相当于建设和完善自己的生存环境。如果我们不管这个大本营了，仅仅是在症状上做工作，那就失去了立足之本，变成了无源之水、无本之木了。

任何时候我们都可以选择去过自己想要的生活，这是内心的选择，无关强迫。每个人都可以按照自己的目标，朝着自己认为有价值的、有意义的方向前进。所以我们可以把自己想过的生活明确写下来，而不是在大脑里笼统地想一下就不了了之了。首先，可以规划一下没有强迫症的话，自己的一生要怎样度过；其次，按照不同的领域落实到具体目标上；最后，可以安排好自己每天要如何度过，具体要做哪些事情。

当然，我们现在确实有强迫症，不可能马上过上符合自己的价值观的生活，所以我们就需要把针对强迫症的暴露练习和践行价值观相互协调起来，它们二者是可以相互穿插的。因为暴露练习是针对具体症状的，就像给植物的叶子做养护；而落实价值观的行为就像在养护植物的土壤，让整个环境变得更加健康和稳定。

所以一定不要整天想着等自己的强迫症好了再去追求自己理想中的生活，而是从现在开始，从最容易的、最微小的事情做起，朝着自己想要的生活迈开步伐，而不是因为遇到了强迫症就停滞不前了。我们可以从每天饭后散步十分钟开始，慢慢增加运动时间，提高自己的身体素质；我们也可以从每天只看一页书开始，慢慢增加阅读时间，开阔自己的视野；我们还可以每天拿出十五分钟来陪孩子玩一会儿，增进和孩子的互动，完善亲子关系，等等。

第十一个阻碍因素是作息混乱、黑白颠倒。如果强迫症患者已经不能坚持正常上班或者上学，就很容易出现这种黑白颠倒的情况。他们通常半夜一两点才会躺下来休息，严重一些的可能到凌晨四五点才睡觉。这样一来，他们在第二天早上就起不来了，一般要睡到中午甚至下午才能醒。正常的作息完全被打乱了，别人睡觉的时候自己特别清醒；别人都在忙忙碌碌的时候，自己又在昏睡。久而久之不但自己休息不好变得很疲惫，家里人可能也会怨声载道，导致家庭关系紧张。

最关键的是混乱的作息可能会导致我们离正常的生活越来越远，有很多事情因为作息的改变就不能去做了，比如不能上班或者上学、不能出门运动、没办法进行社交活动等，所以很可能给强迫症提供了更多控制我们的机会。很多强迫症患者也想自己调整，但是真正去尝试的时候却总是收效甚微。这个问题怎么解决呢？第一，我们要区分睡觉晚的原因是什么。可能是因为自己的强迫行为占用了太多时间了。比如，如果我们睡觉之前上厕所、洗澡、脱衣服都要保证万无一失，那可能会浪费好几个小时。本来十点就能躺下的，结果却拖到了凌晨一点。也可能不是强迫行为本身的原因，而是沉迷于休闲娱乐的事情，比如躺在床上玩手机、刷朋友圈、打游戏等，其实已经困得很难受了，就是不让自己睡觉。

如果是第一个原因，花费了很多时间实施强迫行为才睡得晚，那么我们就要踏踏实实地按照暴露练习的要求进行有计划的、大量的、有针对性的练习，慢慢减少强迫行为的时长、次数、程序，将宝贵的休息时间用来休息。比如，如果我们洗澡的时间太长，一洗就要三个小时，这样会直接影响入睡时间。那么整个洗澡的程序是怎么样的呢？每一个环节的强迫行为是什么？我们可以从相对最容易改变的环节开始，有计划地、一步一步地减少它、去掉它。慢慢地，我们的入睡时间点就能逐步提前，恢复到正常状态。如果是第二个原因，花费了很多时间玩手机、打游戏才睡得晚，那么我们就要尽量减少娱乐放松的时间，将入睡时间点逐步提前。比如，我们现在每天凌晨 2 点睡觉，那么第一周可以将休息时间点提前至凌晨 1：30，第二周开始提前到凌晨 1 点，这样经过一两个月的调整，我们的睡眠就能遵循正常的规律了。

如果提前入睡的策略不起效，到了时间还是很难躺下入睡，那么我们可以尝试使用另外一种策略——延迟入睡。将自己入睡的时间点逐步延后，但是每天的睡眠时长是固定的，这样就能通过反向循环将作息时间扭转过来。比如，我们现在每天凌晨 2 点睡觉，睡眠总时长设定为 8 小时，那么就是上午 10 点起床。从第二周开始我们凌晨 3 点睡觉，那就是第二天中午 11 点起床。第三周推迟到凌晨 4 点睡觉，那就是第二天中午 12 点起床。就这样每隔一周或几天，我们就把入睡时间往后推，总体保证八小时的睡眠。一段时间后，我们就能将睡眠时间调整到晚上 10 点睡，早上 6 点起床了。整个调整过程的关键是确定好睡眠时长。

与此不同的是在提前入睡策略的实施过程中，我们要特别注意，将每天起床的时间固定好。比如，计划早上 7 点半起床，那不管晚上是几点入睡的，都要严格遵守这个时间，按时起床。不能因为晚上拖延到 4 点钟才睡，就一觉睡到中午，这样调整作息的尝试就特别容易失败。所以就算睡眠时长不够，在白天也不要补觉，这样到了晚上身体自然就困倦了，慢慢地整个睡眠的节律就能正常了。作息变得正常对强迫症的好转是很有帮助的，很多人就是整天睡眠不规律才导致自己总是感到疲惫和烦躁。当精神状态不理想的时候，是很难有精力解决强迫症的，因此大家可以参照以上方法来认真调整自己的作息规律。

第二部分

战胜强迫症的核心练习 —————————————

# 第七章
# 正念练习对强迫症的作用

## 强迫症的好转为什么需要练习正念

　　正念练习是体悟疗法的基础部分，它对强迫症的干预起到了举足轻重的作用。从某种角度来说强迫症的发生就是因为正念的缺失。当我们的正念水平不够高时，就容易给强迫症提供可乘之机。我们很难单纯地从语言层面来把正念描述清楚，它需要我们通过自己亲身练习去理解和体会。

　　体悟疗法认为正念是对当下有目的的专注、了知和愿意去经历。"当下"指的是此时此刻正发生着的一切内外部的现象。内部的现象指我们的思想、情感、情绪、身体感受。外部现象包括很多内容，比如说外面的温度、声音、车、周围的人、动物、物品、人们正在进行的种种活动，等等。我们把这些内外部此时此刻正在进行着的叫作"当下"。所谓"有目的"怎么理解呢？因为在每一个当下时刻同时发生的事情非常多，我们很难做到对所有的事情都保持专注，因为我们的注意资源整体是有限的，所以要选择一个对象去注意。究竟是选择注意自己内在的思想，还是要注意外在的声音，抑或是注意一个其他的对象，正念不是被动或随机的注意而是有目的地选择一个对象去注意。"专注"是指我们尽可能地把注意力集中在这个选定的对象上。"了知"是能清清楚楚、明明白白地知道我们注意的这个对象是什么，包括它的本质是什么，它意味着什么、代表着什么。什么是"愿意去经历"呢？它指的是我们的态度，是指面对我们选择的事物不厌恶也不排斥，而是以一种开放和允许的态度去觉察它、感受它、品味它、经历它。

强迫症之所以会发生在我们身上，并不是因为我们担心一些别人不会担心的问题，而是正念的水平不够。强迫症最明显的一个特点就是让我们被不确定的过去和可怕的未来所支配，总是没办法好好地待在当下。比如，我们刚才从垃圾桶旁边经过，于是大脑开始怀疑自己是不是去垃圾桶里捡了个脏东西，这就是对刚才发生的事情的一种不确定。与之相似的还有"刚才我锁门的时候是不是锁好了？""刚才有一位老人从我身边走过，我是不是一下子把他推到下水道里了？或者把他推到马路上去了？"我们无法确定自己刚刚有没有做出一些不符合自己的意愿的事情，这是被过去所支配。然后我们担心什么呢？担心的是可怕的未来。如果我们不确定之前有没有发生过可怕的事情，或者我们担心的那个"如果""万一"真的发生了，那么以后会发生什么结果呢？也许我们会感染疾病；会被警察抓走坐牢；家里会着火；煤气泄漏会造成人员伤亡和财产损失，等等。从对过去事件的不确定延伸到对未来各种可怕后果的想象，这就是强迫症最擅长的伎俩——千方百计地让人离开当下。针对于此，我们需要提升活在当下的能力，而正念恰恰就是可以帮助我们培养这种能力的方式，如果我们可以充满正念地活在当下，那么强迫症就失去了立足之地。

正念包含对当下正在发生事情的了知，这意味着我们需要能够做出符合这个对象本质的判断。但是当强迫症出现的时候，我们所做的判断就不是"了知"了，而是被表象蒙蔽了双眼之后的情绪推理。假如我们有个想法是"如果碰到医院的垃圾桶就会得传染病而且会传染给家人"，了知就是清清楚楚、明明白白地知道这个想法夸大了患病风险，是不符合现实的。这个想法的产生是因为我们对健康过度看重了，所以才把大脑里产生的想法当成了事实去对待。所以"了知"就是知道这个想法仅仅是过度担心的想法而已。但是在强迫状态下我们会认为这个想法预示着什么；代表着自己是什么样的人；如果不管它，就等于默认了想法的内容，等等，这些都是因为没有看清楚想法的本质。面对紧张焦虑的情绪，"了知"是什么呢？"了知"就是我们清清楚楚地知道这仅仅是一种情绪，它并不代表真的有危险。在强迫行为来临时我们很难对情绪保持接纳的态度，而是通常会认为这么强烈的焦虑就说明真的有不好的事情会发生，所以必须得想办法预防它、解决它。我们正是因为看不清楚想法和情绪的本质，所以才会陷入强迫症之中。正念可以培养这种"了知"的能力，只要坚持练习就能够将我们所注意到的对象看得清清楚楚、明明白白。

最后需要强调一下"愿意去经历"的重要性，形成强迫症的一个重要原因就是个体不愿意去经历某些身心现象。比如，不愿意经历恐惧和焦虑的情绪，觉得太难受了才实施强迫行为来迅速缓解它。久而久之，我们就会越来越不愿意体验任何的负面情绪，强迫症就更加容易操控我们了。还有对于脑海中冒出的不道德的、暴力血腥的画面和想法、可怕的冲动等，我们也会采取不允许、不接纳的态度，总是想尽一切办法消除或者替换掉。我们越是排斥它们、回避它们，我们的大脑反而会越来越频繁地想到它们。"愿意去经历"就像大禹治水的做法一样，不是将不好的想法和感受都围起来、关起来，而是应该提供心理空间，让它们自由地来去，这样我们才不会陷入想法认同和情绪驱动中。基于以上几点，我们需要运用正念练习来培养和提升自己活在当下的能力、看清想法的能力、离开想法的能力、觉察能力、愿意去经历的能力等，从而增强我们走出强迫症的心理能力。

## 正念练习的注意事项

为了正确地练习正念，我们需要先明确一些关于正念练习的基本注意事项，以便真正发挥正念的作用。所有的正念练习都会强调要进行频繁且有规律的练习。也就是说从我们练习正念开始，每天最好能够抽出一个小时的时间进行练习，每周保证坚持练习六天。只有保证一定的练习频率和练习时长，我们才能从中获得自己想要的那些能力。我们始终强调的是有效的练习，这是体悟疗法里特别重要的一点。可能在其他的正念练习课程中，没有这样的要求，有些老师可能会说"要放下目的，只要练就可以了"。

体悟疗法里为什么要强调最好进行有效的正念练习呢？假如一个人练习正念长达二十年之久，能说明什么呢？我们能认为他练习了二十年的正念就比一个只是练习了一个月的人厉害吗？答案是并不一定。其实关键不在于我们练习了多久，而在于我们的练习是否有效。那么如何衡量我们的练习是否有效呢？这里就要结合我们前面介绍的九种能力，如果我们感觉到这些能力有所提高，正念练习才是有效的。比如，经过一段时间的练习后，我们发现自己在日常生活中活在当下的能力提高了；开车遇上堵车的时候没有那么烦躁了；能够觉察到当下的身体感受或者呼吸了；在排队等电梯的时候能够觉察到自己着急的情绪和担心上班迟到的想法了。这些都能够帮助我们理解自己的状态，而不会在不知不觉中做出习惯性的反应。其实每个人在生活当中都会遇到烦恼，不管是被强迫症困扰的人还是上班族、学生，每当有情绪出现的时候，我们是不是可以运用正念觉察自己的情绪呢？还是稀里糊涂地被情绪裹挟，陷入情绪驱动的过程中？如果通过练习正念我们在有情绪的时候可以觉察到它、经历它、接纳它，而不再逃避和排斥，这就说明我们进行了有效的正念练习。再比如，晚上睡觉的时候我们的头脑中冒出了一些想法，虽然我们对这些想法并不感兴趣，但是大脑却不听话地继续联想。时间一分一秒地过去了，我们躺在床上翻来覆去地睡不着，总是被卷入想法的世界里难以自拔，这种情况就是缺乏离开想法的能力。所以我们强调每天练习一个小时只是一种手段，目的是产生效果、提升心理能力，从而让我们的整个身心发生深刻的转变。所以正念练习中第一个要注意的是检视自己的练习有没有起效。当然我们还需要注意在强迫症当中检视自己有没有变化，尤其是面对一些让我们焦虑的场景时，能否用正念练习中培养的能力来处理这些症状。

第二点需要注意的是，在正念练习的过程中不要做好坏、对错的判断，要接纳正念练习过程中发生的一切。每一次正念练习都是独一无二的经历，不可能与之前的某一次练习完全一致，所以不要做比较。很多人在练习正念的过程中可能都有过相似的心路历程，即忍不住去想好像昨天练习得更好一些，更能够集中注意力，但是今天总是心烦意乱的，走神的情况也多，练习肯定没有效果了，白白浪费了时间。其实把今天的练习状态和昨天的练习状态进行比较和判断是没必要的。我们在进行正念练习的过程当中，无论发生什么都是正常的。我们要做的就是保持觉知，仅仅是保持觉知，只要这样做就可以了。哪怕在练习的过程中睡着了，哪怕练习一个小时但是大多数时候注意力分散了，只要我们能够觉察到就可以了，不必去判断练得好与坏、对与错、成功还是失败。

第三点需要注意的是练习时不要太努力。在体悟疗法中我们强调的是尽可能地去做，温柔地去做，如果我们太努力了，目的性太强了，会让人感觉很累，或者有些时候会感觉头疼。我们在前文中说过要有目的地专注，但是在练习的过程中要放下目的，只是尽可能地去觉知就可以了。我们练习的时候要注意一下自己的状态，温柔地去觉察；好奇地去探索；避免用力过猛和过分强求。我们要像来到一个新奇的地方一样，带着一颗好奇的心来看看自己有哪些想法；看看身体上有什么感受；用一个全新的视角去观察，在整个过程中尽量放轻松。大家可以回忆一下自己参观博物馆或者展览馆时的状态，不赶时间，也没什么任务要完成，闲适地去观看和了解自己感兴趣的事物。正念练习的过程也可以向这种状态靠近，不要太努力，不要太强求。

第四点需要注意的是不要对正念练习本身产生强迫行为。常见的表现有怀疑练习的姿势不够标准或者姿势完全不对，因此会不断地检查确认自己的姿势究竟对不对，并且怀疑现在自己觉察到的这种感受不是自己的真实感受，担心它们是自己想象出来的。还有正念觉察想法的时候，要求自己复述想法时要一字不错，贴标签要一步到位，等等，这样练习效果就要打折扣了。减少强迫行为的方法很简单，就是觉知到这些想法但不去回应，将注意力放到练习本身，按照练习要求继续去做就可以了，不要再继续分析这些想法。无论我们体验到的是什么，都不要去分析它是真是假，是自己的感觉还是想象出来的感觉，等等，我们要做的仅仅是觉察就好。

第五点需要注意的是练习当中容易犯困甚至睡着的问题。这样的反应是正常的，毕竟正念练习有一个附加作用是放松，也有些朋友可能会觉得很枯燥，因此会犯困。这时我们需要评估自己的睡眠是否充足。假如睡眠时长还是可以的，那么我们就再调整一下练习的时间。很多患有强迫症的人因为作息不太规律，有时候会在晚上临睡前做练习，这就很容易导致他们出现犯困的情况。因此，我们最好选择在一天当中精力还比较集中的时间段进行练习。另外，我们还可以观察一下自己在练习的过程中，有没有感到无聊、烦躁、没有动力，对练习的态度和感受也会影响我们的状态。并不是每个人在开始练习正念的时候就下定决心认真对待，并且内心已经非常笃定地认为正念是可以帮助自己的。有时候将信将疑的态度也会影响我们对练习的投入程度。当然刚刚开始练习正念时需要一个适应的过程，毕竟和玩手机、看电视、刷视频相比较，练习确实是单调的，它会让人总觉得一个小时怎么过得这么慢，简直是一种煎熬。有这些情绪都是正常的，这同时也是一个训练的契机，只要我们能够不被它们控制，继续回到练习中去，那就是在提高我们愿意去经历的能力和持续实践价值观的能力。

正念被当作通往健康与幸福的有效工具，一系列的证据表明，正念拥有明显的效果。从二十世纪七八十年代开始慢慢兴起的正念浪潮，不仅仅在医疗领域发挥了意想不到的作用，而且在心理健康领域同样发挥了重要的作用。时至今日，每年都有上千篇的文献对正念练习的效果进行探讨，许多结论都证明正念可以促进我们的身心健康，可以帮助我们面对癌症，可以改变大脑当中部分脑区的功能，等等。对于普通人来说，正念练习可以帮助自己缓解压力，而且许多商业精英、中小学生等都可以在正念练习的过程中提升自己的专注能力，提升做事情的效率。而对于患有强迫症的朋友来说，它可以帮助我们打破强迫症的循环，回归正常的生活。想要让正念真正对我们发挥作用，我们就必须认认真真地练习，没有自己的实际体验，正念只不过是一纸空谈。这就像练习游泳一样，一定要亲自下水并且坚持练习，才能真正获得游泳带来的好处。

# 第八章
# 八段锦的练习

　　体悟疗法当中第一个正念练习是八段锦。可能有些朋友知道八段锦，也练习过；有些朋友只是听说过但是没有练习过。2020 年因为疫情的影响我们不得不在家办公、在线上课，有一些媒体和专家就推荐大家居家期间可以进行八段锦的练习，这样有助于提高身体的免疫力，降低感染疾病的风险。据说八段锦是从宋朝兴起的，到现在已经有好几百年的历史了。考古学家发现在一些年代更早的出土文献里有一些体式和现在我们知道的八段锦非常相似，这也说明八段锦这套练习功法在历史上的流传时间可能更久远。八段锦也是国家体育总局认可的一套健身的功法，可以在普通大众之间推广练习。我们可以在网络上找到这套标准版的八段锦教学视频，完整地练习一遍的时长大约是 13 分钟。跟着视频练习，一般都可以掌握基本的动作，其中没有什么难以理解的地方。

## 练习指导语：

### 两手托天理三焦

两足分开与肩同宽，松静自然，凝神调息，舌抵上腭，气沉丹田，鼻吸口呼。两手由小腹向前伸臂，手心向下向外画弧，顺势转手向上，双手十指交叉于小腹前；随吸气，缓缓屈肘沿任脉上托，当两臂抬至肩、肘、腕相平时，翻掌上托于头顶，双臂伸直，仰头目视手背，稍停片刻；随呼气，松开交叉的双手，自体侧向下画弧慢慢落于小腹前，仍十指交叉，掌心向上，恢复如起势。稍停片刻，再如前反复6～8次。

操作提示：两手上托时采用逆腹式呼吸法。当两臂沿任脉上托至与肩相平时不要耸肩，手臂至头顶上方时稍用力上托，使三焦得以牵拉。

该势主要是四肢和躯干的伸展运动，使手臂、颈、肩背、腰等部位的肌肉、骨骼、韧带得到调理，对颈椎病、肩周炎、腰背痛等有一定的防治作用。手臂上举时配合吸气，可增大膈肌、肋间肌的运动，加大呼吸深度，使更多的富含氧的血液供给大脑，让大脑更清醒，解除疲劳。此外，该式采用逆腹式呼吸法，腹壁的起伏对腹腔的内脏起到充分的按摩作用，促进腹腔、盆腔内脏的血液循环。

### 左右开弓似射雕

松静站立同前，左足向左横跨一步，双腿屈膝下蹲成马步站桩，两膝做内扣劲，两足做下蹬劲，臀髋呈下坐劲，如骑马背上，两手空握拳，屈肘放于两侧髋部，距髋约一拳；随吸气，两手向前抬起平胸，左臂弯曲为弓手，向左拉至极点，开弓如满月，同时，右手向右伸出为箭手，手指作剑诀，顺势转头向右，通过剑指凝视远方，意如弓箭伺机待发，稍停片

90 如何战胜强迫症：体悟疗法自助指南

刻；随呼气将两腿伸直，顺势将两手向下画弧，收回于胸前，再向上向两侧画弧缓缓下落两髋外侧，同时收回左腿，还原为站式；再换右足向右横跨，重复如上动作，如此左右交替6~8次。

操作提示：两臂自体侧抬起平胸时，身体易出现前后晃动和耸肩，纠正方法是两足抓地，气沉丹田，沉肩坠肘。

练习此势重点是颈椎、胸椎和腰椎的左右旋转运动，可改善相应部位的血液循环，特别是头部的血液循环；并同时对心肺进行有节律的按摩，从而增强心肺的功能；再加上伸臂、扩胸、转颈，使肩臂、颈部和胸肋部的肌肉、骨骼、韧带得到锻炼和加强。

调理脾胃须单举

松静站立同前，两臂下垂，掌心下按，手指向前，成下按式站桩，两手同时向前、向内画弧，顺势翻掌向上，指尖相对，在小腹前如提抱式站桩，随吸气，翻掌，掌心向下，左手自左前方缓缓上举，手心上托，指尖向右，至头上左方将臂伸直；同时右手下按，手心向下，指尖向前，上下两手作争力劲。稍停片刻，随呼气，左手自左上方缓缓下落，右手顺势向上，双手翻掌，手心向上，相接于小腹前，如起势。如此左右交换，反复做6~8次。

操作提示：两臂上下争力时易出现上下用力不均、躯干倾斜等现象；所以操作时尽量用力均匀，保持立身中正。

此势主要作用在中焦，由于两臂交替上举下按，上下对拔争力，使两侧的肌肉和肝胆脾胃等脏器受到牵引，促进胃肠的蠕动，改善消化功能。

五劳七伤往后瞧

松静站立同前，先将左手劳宫穴贴在小腹下丹田处，右手贴左手背上，配合顺腹式呼吸，吸气使小腹充满；随呼气，转头向左肩背后望去，想象内视左足心涌泉穴，以意领气至左足心。稍停片刻，再吸气，同时将头转向正面，以意领气，从足心经大腿后面上升到尾闾，再到命门穴；随呼气，再转头向右肩背后望去，如此交替 6 ~ 8 次。

操作提示：头向左右转动时幅度要一致，与肩齐平，避免脊柱跟着转动。

此势能使整个脊柱、两大腿，乃至全身均得到运动，有助于改善神经系统功能，消除疲劳，从而使脏腑气血得以调整，可用于防治高血压、颈椎病、眼病。

### 摇头摆尾去心火

松静站立同前，左足向左横开一步成马步，两手反按膝上部，手指向内，臂肘作外撑劲。呼气，以意领气由下丹田至足心；吸气，同时腰为轴，将躯干摇转至左前方，头与左膝呈一垂线，臀部向右下方作撑劲，目视右足尖，右臂绷直，左臂弯曲，以助腰摆。稍停片刻即呼气，如此左右摇摆 6 ~ 8 次。

操作提示：此势操作时易出现躬腰低头太过，转身角度太过或不及。纠正方法为转动角度头与左右足尖垂直，屈膝左右转动幅度一致，大约 90°，腰部要伸展。

练习此势强调入静放松，以解除紧张。该势结合呼气时以意引气由下丹田至足心，并意守涌泉，可引气血下行，以泻心火，使头脑清醒。同时运动腰、颈部的关节，有助于任、督、冲三脉经气的运行，可用于防治颈椎、腰椎疾病，以及心火亢盛所致的失眠、心烦、心悸等症。

### 两手攀足固肾腰

松静站立同前，两腿绷直，两手叉腰，四指向后按肾俞穴。先吸气，同时上身后仰；然后呼气，同时上体前俯，两手顺势沿膀胱经下至足跟，再向前攀足尖，意守涌泉穴。稍停后，随吸气，缓缓直腰，手提至腰两侧叉腰，以意引气至腰，意守命门穴。如此反复6～8次。

操作提示：操作此势时易出现身体后仰太过，弯腰屈膝现象。纠正方法是身体后仰以保持平衡稳固为度，上体前俯时两膝要伸直，向下弯腰的力度可量力而行。

此势的动作重点在腰部，腰为肾之府，长期运动腰部可起到和带脉、通任督的作用。具有强肾、醒脑、明目的功效。患有高血压、脑血管硬化者，操作时头不宜过低。

### 攒拳怒目增气力

松静站立如前，吸气左足横出变马步，两手提至腰间半握拳，拳心向上，两拳相距三拳左右，屈肘，意守丹田或命门穴；随呼气，将左拳向左前击出，顺势头稍向左转，怒目圆睁过左拳视远方，右拳同时向后拉，使左右臂争力。稍停片刻，两拳同时收回原位，松开虚拳，向上画弧经两侧缓缓下落，收回左足还原为站式。如此左右交替6～8次。

操作提示：操作此势时易出现耸肩、塌腰、闭目等现象。纠正方法：松腰沉胯，沉肩坠肘，气沉丹田，脊柱正直，怒目圆睁。

该势主要运动四肢、腰和眼肌，能增强肺气，增加肌力，具有强筋健骨之功。

### 背后七颠百病消

松静站立如前，膝直足开，两臂自然下垂，肘臂稍外作撑，意守丹田，随吸气，平掌下按，足跟上提；同时，意念头向上虚顶，气贴于背，随呼气，足跟下落着地，手掌下垂，全身放松。如此反复6～8次。

操作提示：足跟提起时注意保持身体平衡，十个脚趾稍分开着地。百会上顶，两手下按，使脊柱尽量得以拔伸。患有脊柱病变者足跟下落要轻，不可用力过重。

此势两脚跟有节律的弹性起落，通过震动，使椎骨之间各关节韧带得以锻炼，并使浊气自涌泉排出；同时有利于脑脊液的循环和脊神经功能的增强，防治椎体病变。[①]

八段锦的练习可以每天进行四次，一周坚持六天，只有保证进行足够的练习才有可能体验到心理能力的变化。在体悟疗法当中，正念练习始终要做的是与强迫症干预的对接，因此在练习八段锦时我们并不需要太关注自己的动作是否标准，在这个问题上不需要太纠结，尽可能地把动作做到自己能达到的极限就可以了。整个练习过程中最需要注意的是什么呢？是"注意"！我们真正需要努力做的是尽可能地把自己的注意力集中在身体感受上。

八段锦一共分为八个动作，每一个具体的动作都会给我们带来不同的身体感受，拉伸感、紧绷感、酸痛感以及在动作收回的时候产生的放松感等，我们要尽可能把自己的注意力放在变换动作时相应的感受上。比如，练习"双手攀足固肾腰"这个动作的时候，如果我们平常没有压腿拉筋的习惯，身体相对来说是比较僵硬的，练习过程中产生的拉伸感可能非常明显。再比如，"摇头摆尾去心火"这个动作，因为有一个类似蹲马步的动作，所以两条大腿会感觉到明显的酸痛，甚至在刚开始练习时难以支撑到这一小节结束。

我们的身体正在做出各种动作，伴随着各种各样的感受，同时我们的注意力可以觉察到这些感受，这就是身心一致的状态，它与强迫症截然相反。所以练习让自己的心跟上自己的身体，我们就稳稳地扎根在了当下，这就是

---

① 八段锦练习指导语摘自刘天君、章文春主编的《中医气功学》一书。

体悟疗法里八段锦练习的核心要领。如果我们发现自己的注意力分散了，去想别的事情了，或者被外面的声音吸引离开了身体的感受，没有关系，只是简单地知道一下自己现在跑题了，然后再一次把注意力集中在当下的身体感受上就可以了。

从练习八段锦开始，我们需要记录练习的过程与感受，具体内容可以参见下面的示例。记录的第一项内容是练习的时间和每天练习的总时长。比如，每天练习四次，第一次是 7 点到 7 点 15 分；第二次是 8 点到 8 点 15 分；第三次是 19 点到 19 点 15；第四次是 20 点到 20 点 15 分，总共完成 1 个小时的练习。记录的第二项内容是白描式的感受，记录每次练习时自己觉察到的真实感受，包括身体哪个部位感觉到酸痛，哪个部位有紧绷感等。第三项是练习的体悟，就是我们通过练习八段锦联想到了什么，这个练习与我们的生活与强迫症之间有什么关联。下面我们举个例子来说明白描式的感受和体悟的区别。比如说吃榴莲这件事，白描式的感受就是榴莲闻着很臭但是吃到嘴里却非常丝滑，果肉的口感绵软细腻。虽然一开始的味道是臭臭的，但是吃到最后就觉得很香甜了。

体悟是指什么呢？很多人因为榴莲难闻的气味而拒绝尝试这种水果，因此错过了一种非常美味的食物。和人相处也是这样的，有时候刚开始接触会觉得对方不好相处，太有原则了，或者太圆滑了。但是和他相处的时间久了之后就会发现这个人其实心地很善良，人品也很靠得住。

这就是从一件事物的表面联系到更深层的认识，这不是通过讲道理获得的知识，而是自己内在发生的体验。最后还有一项是疑问。我们可以通过自己学习找答案，也可以把疑问带到一些互助的团体中去讨论，或者和自己的咨询师交流，帮助自己扫除练习道路上的绊脚石，以便让自己的练习保持在一个正确的方向上，完成练习后请填写体悟练习记录表，如表 8-1 所示。

表 8-1 体悟练习记录表

第___周　　练习内容：

| 日期 | 星期几 | 起始时间—结束时间 | 练习时长 |
|---|---|---|---|
|  |  |  |  |
|  |  |  |  |
|  |  |  |  |

感受（用白描方式记录练习过程中实际觉察到的内容，不要写想法、评价、思考和作用）：


体悟（思考、评价，以及与生活及症状的联系，字数不限）：


问题：


八段锦作为正念练习的第一课，有其重要的意义与作用。众所周知，强迫症总是让人陷入想法世界，而忽略了真正的事实，我们会因为各种各样的想法、冲动、意向而痛苦不堪，所以我们只要能够离开想法，就能离开强迫症。这时候我们需要一个强有力的工具把我们从大脑的强迫想法里带出来。八段锦的练习就刚好可以产生这样的作用，因为它可以带来明显的身体感受，我们以这些感受为锚，将注意力从强迫观念中抽离出来，就能成功地走出强迫症所编造的恐怖世界。

当然，如果有人不喜欢这种练习，觉得慢吞吞的没意思，那么可以考虑换一种其他的运动方式，比如瑜伽、舞蹈、举哑铃、仰卧起坐、平板支撑，甚至是广播体操等。只要我们能找到一种可以产生强有力的身体感受的运动方式，一次一次地练习把自己的注意力从大脑里带回到现实当中，选择任何一种练习方式都是可以的。我们之所以首推八段锦练习，是因为它在运动强度和运动安全方面达到了较高的统一，老少皆宜。不管我们选择怎样的运动方式，都要清楚练习的目的最后都是殊途同归。

最后一个重要的问题是八段锦练习和强迫症的对接。首先，如果我们现在想去做强迫行为，比如说拿了电视遥控器就觉得自己的手脏了，非常想要通过洗手来缓解焦虑。虽然我们知道这种行为是没有必要的，最好不去洗手，但是却有点控制不住。这个时候我们就可以练一套八段锦，把注意力慢慢放在自己的身体感受上，而不是继续去思考自己的手是不是被污染了，到底洗还是不洗，万一不洗被传染疾病怎么办。再比如，睡觉前又想去检查煤气了，我们也想停止做检查行为，那么做一套八段锦将自己的注意力拉回当下就是一种有针对性的方法。如果当时的情况并不允许我们做动作，比如我们正在单位上班、在飞机上、在公交车上、在地铁站里，等等，这时如果我们突然做一套八段锦，别人一定会觉得很奇怪。

所以这个时候我们就需要把八段锦的形式转化一下，只要将注意力放在身体感受上，把这个核心要点发挥出来，就能帮助自己从胡思乱想的漩涡中走出来。假如我们坐在办公室里时出现了强迫症状，可以试着用力握紧自己的拳头，或者用脚趾头抓一下地，然后就把注意力尽可能地集中在这种身体感受上，以此来帮助自己离开头脑里的想法。大家可以根据自己所处的具体环境开创一些适合的"小动作"，以此逐步培养自己离开强迫观念的意识和能力。当然日常的正念练习是基础，临时抱佛脚的做法是远远不够的。

# 第九章
## 呼吸的练习

在八段锦的练习至少持续一周之后，我们就可以进入正念练习的第二课——正念觉察呼吸。正念觉察呼吸练习的基本要求是每天练习 3 次，每次 20 分钟，每周坚持 6 天。尽量每天都按时完成练习。练习结束后同样需要完成体悟练习记录表。

**练习指导语：**

1. 坐在一个舒服的位置上，可以坐在床上、沙发上或者地板上铺上垫子然后坐上去，以你觉得舒服的姿势盘上双腿，双膝尽量往下。调整一下坐姿直到坐稳、坐舒服了。背挺直，但不要僵直，放松双肩和胸部，下颌稍微内收，保持一种舒服的姿势，如果喜欢就微微闭上眼睛。

2. 把注意力放到触觉上，放在你接触垫子时产生的触觉上。花一两分钟来探索这种感觉。

3. 当你觉得心理状态已经相当稳定了之后，就把注意力从触觉移动到鼻孔处。尽可能地把你的注意力集中在鼻孔处。

4. 尽可能地把注意力放在呼吸上，觉知呼吸经由你的鼻孔进进出出。

5. 吸气时觉知空气进来，呼气时觉知气体出去。这不是训练呼吸，我们不需要以任何方式控制呼吸，也不需要以任何方式调整呼吸。

6. 如果是深呼吸就觉知到是深呼吸，如果是浅呼吸就觉知到是浅呼吸。如果呼吸正常就觉知到呼吸正常，如果呼吸不正常就觉知到呼吸不正常。如果呼吸时空气正经过左鼻孔，就觉知到空气正经过左鼻孔。如果呼吸时空气正经过右鼻孔就觉知到空气正经过右鼻孔。如果空气正同时经过两个鼻孔，就觉知到空气正同时经过两个鼻孔。

7. 就是这样，如此而已。你不需要干扰自己的呼吸，让它按照自己的方式进行就可以了。

8. 你需要做的就是觉知呼吸，如实地觉知呼吸，站在客观中立的第三者立场如实地觉知呼吸。不做任何判断地觉知呼吸。

9. 你会发现自己的注意力会不断地离开呼吸，从呼吸转到想法、计划、白日梦或者其他任何事物上。这很好，这是很正常的，并不代表你犯了错。当你注意到自己的意识不在呼吸上时，就简单了解一下自己的意识去了哪里，然后将其温柔地放到呼吸上，将注意力放到正在进行的呼吸上来。

10. 无论有多少次你发现自己的注意力转移了（这一过程会不断出现），尽你所能，每次简单地了解一下意识去了哪里，然后温柔地将其重新聚焦在呼吸上。

11. 如实地觉知呼吸本来的样子，而不是你想要的样子。觉知单纯的呼吸，仅仅是呼吸，除了呼吸之外就没有别的了。你只是去觉知而不参与其中。

12. 这个练习并不是要让你变得放松或者平静，也不是要你达到什么境界，也没有任何问题需要你解决，只需要你如实地觉知呼吸，注意力分散了就再温柔地聚焦在呼吸上。

13. 这个练习没有成功与失败之说，也没有做得好与做得不好之说，无论在你练习的过程中发生了什么，一切都是正常的，不要去判断，你只需要频繁且有规律地练习。

14. 持续练习 20 分钟，或者如果你需要，可以持续更长时间，每天练习 3 次。不时提醒自己只要去关注此刻的体验就可以了。

可能有些强迫症患者有过正念练习的经历，只是并没有感觉到这个练习对缓解强迫症有什么帮助。体悟疗法创新的部分就在于将每一个正念练习的目的和功能与强迫症的干预进行了对接。正念觉察呼吸是为了培养什么能力呢？指导语里要求我们尽可能地专注于呼吸，如果走神了就温柔地将注意力放回呼吸上来。一方面我们想要专注于呼吸，另一方面我们又不可避免地走神去想别的事情，又进入了大脑的想法世界。无论何时，只要我们能够觉知到自己走神了，就是培养了一次觉察能力。

还记得走出强迫症的九种心理能力中的觉察力吗？在实际练习中我们可能会发现，有些时候我们走神好长时间了，好几分钟没有关注呼吸了，我们才觉察到走神这件事情。但有些时候我们刚一走神，自己就能觉察到了，这就是觉察力比较敏锐的表现。所以不用害怕走神，每一次走神都是一个培养自己的觉察力的机会。

有效的正念练习就是面对走神时我们能够越来越早地觉察到它。假如某人坐地铁回家时，坐过了八站才觉察到，也就是二三十分钟都过去了才反应过来，这时他的觉察力就比较差；假如他坐过四站就觉察到了，那这时候他的觉察力就相对好一点；如果刚坐过一站就觉察到了，那么他的觉察力就比前面的情况更好一些；如果是车门关闭时，车子启动的前一刻意识到自己坐过站了，刚才应该下车的，那么他的觉察力就更敏锐一些。所以正念呼吸练习就是在提高我们的觉察力，随着练习的不断深入，如果刚刚走神就能意识到的话，我们的觉察力就提高了。然后每一次发现自己走神了就温柔地把注意力再集中到呼吸上，这样就可以锻炼和提升离开想法的能力，我们不会再顺着一个想法继续去思索、分析和回忆了，而是以呼吸为锚点，回到当下、回到现实。

如果我们刚觉察了一次呼吸注意力就分散了，那么我们专注于呼吸的能力就是一次呼吸这么长；如果我们能觉察三次呼吸注意力才分散，那么我们专注于呼吸的能力就是三次呼吸这么长；如果我们能觉察八次呼吸注意力再分散，那么我们专注于当下的能力就是八次呼吸这么长。注意力关注呼吸的时间越长，表明我们专注于当下的能力越强。练习的时候我们希望自己的注意力能够集中在呼吸上，当走神的时候就相当于发生了我们不希望发生的事情，通常当我们不希望发生的事情发生时我们会烦躁或生气，练习的时候我们无须对走神这件事感到烦躁和生气，只要觉察即可，这就是在培养我们愿意经历的能力。在练习的过程中，这样的情况反反复复发生，所以每一次发现自己走神了就把注意力重新拉回当下的过程都是至关重要的，都是在培养我们活在当下的能力、觉察力、离开想法的能力和愿意经历的能力，所以走神并不等于练习的失败，反而是练习的好时机。

敏锐的觉察力、离开想法的能力、专注于当下的能力和愿意经历的能力对强迫症有什么用呢？当我们刚想去做强迫行为的时候，想实施这个行为的动机刚刚浮现的时候，如果我们能够觉察到，那么就有机会选择去做还是不去做。然后当我们发现大脑又胡思乱想了，又冒出了强迫观念，担心某个危险有可能发生时，如果我们能觉察到它，但是不去进行更多推理，而是将注意力集中在呼吸上，那么离开想法的能力就在发挥作用了。

在八段锦练习应用中，我们知道可以在出现强迫行为的冲动或者马上又要陷入强迫观念时，通过某个动作带来的身体感受让自己的注意力回到当下。我们现在就可以将正念觉察呼吸视为八段锦的进阶版，它更适用于那些不方便随意做出动作的场合。如果我们渐渐可以做到以呼吸为锚点，帮助自己从强迫模式中抽离，就说明我们摆脱强迫症的能力在提升。

如果条件允许，一般建议进行 15 分钟的正念呼吸练习，这就相当于至少延迟 15 分钟再做强迫行为。如果坚持不了 15 分钟，感觉现在马上就想去清洗、检查或者回忆、分析等，可以尝试着先觉察一分钟的呼吸。如果感觉一分钟也很难做到，坚持不了，那么可以试着从三十秒钟、十秒钟，甚至五秒钟开始，先暂停强迫行为，将注意力拉回到当下。正所谓"不积跬步，无以至千里；不积小流，无以成江海"。从一个我们能做到的最短的时间开始，慢慢学习跳出强迫观念给我们编导的虚拟电影，不断增强离开强迫想法的能力，为停止强迫行为奠定坚实的基础。第一次从觉察五秒钟的呼吸开始，下一次努力做到觉察十秒钟的呼吸；而后第一个星期可以做到觉察五分钟的呼吸，第二个星期做到觉察十分钟的呼吸。就这样不断延长觉察呼吸的时间，感受自己活在当下的状态，提升觉察能力、专注的能力、离开想法的能力，由此强迫症对我们的影响力就会慢慢下降了。

如果我们能够坚持 15 分钟的觉察呼吸而不做强迫行为，也没有在头脑中反反复复去思考强迫观念，那么强迫症的强度就已经在降低了。等到 15 分钟后，我们可以尝试继续做正念练习，再坚持 15 分钟看看。如果能够推迟到一个小时以上都没有做强迫行为，而且是专注地觉察呼吸，那么强迫症的情况就会有明显的改善。

如果我们很难一次性拿出一个小时来练习，也没有关系。觉察呼吸只是一种手段。我们可以机动灵活地运用觉察呼吸，只要能够使其在我们克服强迫症的过程中发挥作用就可以。只要我们能够正念地活在当下，强迫症就失去了立足之地。觉知呼吸是一种时时刻刻活在当下的状态，因为我们只能觉察到当下这一刻的呼吸，这就是在培养活在当下的能力。患有强迫症的人总是被不确定的过去和可怕的未来控制着，所以活在当下的能力正是克服强迫症的关键能力。

在练习过程中我们仅仅是觉察呼吸，无论是深呼吸还是浅呼吸；无论呼吸是正常还是不正常，是均匀还是不均匀；无论空气是从左鼻孔进出，还是从右鼻孔进出，抑或从两个鼻孔同时进出，无论呼吸是什么样子的，我们都仅仅去觉察它，而不是去干扰它、改变它或者控制它，这样的操作背后是在潜移默化中培养和提高愿意去经历的能力。如实地经历呼吸而不做调整和改变，这对强迫症的干预有什么作用呢？

大家可以仔细地总结一下，强迫症的出现是否正是因为我们没有办法按照事物的本来面目去觉察它、经历它呢？当一个强迫观念出现时，我们不能像对待呼吸那样对待这个想法。我们会认为这个想法不好，这个想法说的我们不愿意面对，所以想用尽办法消灭它、驱逐它、替换它。同样，当一种焦虑的情绪出现时，我们不愿意如实地经历情绪发展和变化的自然过程，所以才通过实施各种强迫行为来改变它、降低它或消除它。如果我们面对自己的一切身心现象，包括想法、情绪、身体感受等都像对待呼吸一样，仅仅是觉察但不去参与、不去改变，那么一切都会恢复正常。我们通过正念练习要学习的就是用这样的态度对待强迫症。

在正念觉察呼吸的练习中，呼吸作为注意力的锚点，能帮助我们一次又一次回到当下。呼吸只是工具而不是目标，生活中任何有价值的事情都可以是"呼吸"。只要我们的注意力能够尽可能地集中在自己选定的值得注意的对象上，就是对当下有目的的专注。走路可以作为我们专注的对象；喝水可以作为我们专注的对象；吃饭可以作为我们专注的对象；上厕所也可以作为我们专注的对象……无论我们从事的是体力劳动，还是脑力劳动，就算是在看电视或打游戏时，我们都应该将当前正在做的事情当作关注的对象，专心致志地投入其中。

很多患有强迫症的朋友会有这样的经历，本来此刻正在开会，但是强迫观念突然就闯进来，自己一不小心就陷入了分析之中。在我们觉察到之后，就把注意力温柔地拉回开会上来，就像正念呼吸时注意力分散了一样，我们只需要意识到这一点，然后温柔地将注意力集中在呼吸上。当我们成百上千、成千上万次地这么做时，无论是工作还是上课，无论是洗漱还是刷碗，我们都能自然而然地集中注意力了，这样一来强迫症状也就基本上不能侵占我们的生活了。

# 第十章
# 想法的练习

## 想法的来源与本质

　　强迫观念总是如影随形地出现在我们生活的各个场景之中。这些想法一出现就会引起我们的关注，引发我们的焦虑，原因就在于我们难以分辨强迫观念的真与假。体悟疗法中有一个原则叫作"看清想法"，这就像是《西游记》里的孙悟空总是用它的火眼金睛看透妖精的原形一样。如果想要练就看清想法的本事，那么首先需要对想法有一定的了解，包括弄清楚这些想法是怎么来的以及它的本质是什么。人类的大脑每天会产生成千上万个想法，它就像一个忙碌的生产车间一样。这么多的想法究竟是如何产生的呢？

　　首先，其中的一个基础条件是我们的记忆可以将很多概念保留在脑海里，并且这些概念是以一个网络的结构存储在大脑当中的。比如，我们出生后并不知道什么是苹果，没有"苹果"的概念，是家人天天指着苹果的图片或者实物说了无数遍"这就是苹果"后，我们的大脑中才形成了"苹果"这个概念，并且将其存储在了网络结构的一个节点上。同样，我们一开始也不知道什么是电视、什么是水杯、什么是镜子、哪个人是爸爸、哪个人是妈妈、哪个人是哥哥、哪个人是姐姐等，我们都在不断学习和记忆的过程中慢慢形成了相应的概念，然后将这些信息分别存储在大脑的记忆网络之中。

随着我们不断长大，不同的记忆节点上的概念也在慢慢建立联系。比如，想到"苹果"就想到"红色"；想到"沙发"就想到"柔软"；想到"北京"就想到"天安门"，等等。有些科普读物或者电视节目里有模拟大脑记忆功能的模拟描述，当一个节点被激活的时候，它周围相关的节点也会被激活。比如，听到"老同学"这个词，我们可能会想到某位大学同学的名字，也可能会想到某个小学同学的名字，可能会想到自己就读的学校，也可能会想起上学时所在的城市……

可能很多朋友会好奇这种关联是怎么建立起来的，下面我们通过一个生动的例子来说明一下。假设大脑中的记忆存储网络就像我国地图一样，每一个城市代表一个概念。从前，在我国城市和城市之间的联结是没有现在这么紧密的，后来为了发展经济、促进交流，我国开展了大规模的基础道路建设，形成了今天四通八达的陆路交通网络。比如，原来上海和烟台是两个相互独立的城市，它们之间没有任何直接的连接桥梁，但是通过修建204国道，这两个城市就建立起联系了。所以上海这个概念一旦被激活，那么烟台就相应地也被激活，因为它们之间有道路相连。接下来，我们还可以在上海和杭州、苏州、合肥、广州、成都、昆明等城市之间都修通道路，那么上海就和许多城市之间建立起了联系。一个有趣的问题出现了，如果这个时候"上海"这个记忆节点被激活了，那么在如此多的关联城市当中究竟哪一个城市会先被激活呢？答案是要看上海和哪一个城市中间的道路修得最畅通，车辆行驶的速度最快。

想法的产生是以记忆为材料的，各种记忆搭配起来就形成了不同的想法。这个过程很像是盖房子，只要准备好砖头、瓦块、钢筋、混凝土等建筑材料，我们就可以任意地把它们组合起来，建造出各种形状的建筑物，比如北京的故宫、福建的客家土楼、广州的小蛮腰电视塔等。想法的形成也是这样的，越是关联紧密的两个概念，越容易一起出现。比如，提到"狗"这个词语时大家会想到什么呢？可能有的人会想到"忠诚"，有的人会想到"可爱"，有的人会想到"狗屎"，还有的人会想到"狂犬病"……所以每个人的大脑中都有一个和"狗"这个概念连接最紧密的另一个概念。就强迫症而言，比较常见的一种症状就是担心自己感染上狂犬病。那么在这部分人的大脑中，"狗"和"狂犬病"之间一定建立起了一条非常畅通的"高速公路"，所以他们一看见狗或者一听到狗叫，大脑当中就会立即冒出"狂犬病"这个词。

如此一来，我们就能理解害怕狂犬病的强迫观念是怎么产生的了，简单来说就是因为种种原因导致上述两个概念在大脑中建立了紧密联系。至于具体原因就和每个人的特殊经历有关了。比如，有些人是因为看过一些新闻报道，说某个地方的某个人因为被狗咬了没有及时打疫苗而失去了生命；还有一些人小时候有被猫狗抓伤的经历，后来了解到狂犬病，突然就开始担心自己是不是处于一种潜在的危险之中。

现在我们弄清了想法为何会出现，它的本质就是一些关联程度不同的概念相互组合而形成的关系，越是联系紧密的概念组成的想法越会最先出现，而且出现的频率也最高。当然，面对大脑中不断产生的诸多想法，我们并不会去一一关注，而是会有选择性地关注那些和我们最看重的核心自我有关的想法。具体到强迫症上，就是过度关注那些威胁到核心自我的想法，所以我们才会变得非常焦虑，总是想方设法排除危险、消除焦虑。我们究竟有没有必要在意看上去很可怕的想法呢？事实上，大脑在运行过程中产生的想法并不是都符合事实的，想法仅仅是按照语法规则将不同的概念联系起来而已。比如，小孩子在学说话的过程中会说出"宝宝吃果果"这样符合事实的句子，但也有可能说出"宝宝吃车车"这样让人会心一笑、当成玩笑话来听的句子，因此，仅靠语法规则串联起来的语句未必都是符合现实的。

强迫症干预中所说的"看清想法"指的就是面对强迫观念的时候，能够看清楚想法不等于事实。我们之所以害怕只是因为这个想法对我们在意的核心自我构成了威胁而已，强迫观念的内容只符合语法规则，却不符合现实。以害怕感染艾滋病的强迫症症状为例，有的来访者一看到红色的东西就立即联想到这是血液，并且认为其中包含了艾滋病病毒，但是这个想法并不等于事实。它仅仅是因为我们曾经把血液和艾滋病之间建立起了联系，同时我们又非常看重自己的健康，特别在意染上艾滋病这件事情，所以看到红色的东西我们就怀疑是带有艾滋病病毒的血液，但这并不代表真的有艾滋病病毒。

如果是怀疑检查型的强迫症患者，每次锁门之后都担心没锁好门会导致丢东西，并不能说明真的没锁好门，只是因为他们在锁门和丢东西之间建立了连接，形成了一条"高速公路"，然后他们又非常在意财产安全，所以在这个场景里他们的头脑中就会冒出来这样的想法。以此类推，其他所有类型的强迫症都可以这样去理解。

很多患有强迫症的朋友都听过这句话："强迫症要么是虚假空的，要么是明显过度的。"强迫观念要么是夸大了事实的，比如"摸了厕所门把手就会感染艾滋病"；要么就是歪曲了事实的，比如"大脑中冒出邪恶的念头代表我会做出危险的行为"。虽然我们明白看清想法的本质就是不再把想法当成事实，但是对于刚刚开启强迫症干预的人来说，有时候不一定能轻而易举地做到。

体悟疗法为我们提供了三句口诀：

- 所有强迫症都是迫害我们的生活的；
- 所有强迫症说的都不要相信；
- 所有强迫症让我们做的都不要去做。

其中"所有强迫症说的都不要相信"，这句话指的就是体悟疗法三个基本原则中的"看清想法"；"所有强迫症让我们做的都不要去做"，这句话指的就是体悟疗法三个基本原则中的"选择行为"。明确对待强迫观念和强迫行为的方法并不代表能够立即转化为行动，理论和现实之间总是夹杂着许多问题。很多患有强迫症的人在实际操作过程当中还是觉得没办法区分想法和事实，弄不清楚自己的担心到底是不是强迫症。曾经有来访者说："假如我能确定它是强迫观念，那我就坚决不听它的，也不按它说的去做了，但是如果不确定的话，我就还是忍不住按照它说的做。"

如果这是我们经常遇到的一个问题，那么我们首先可以从强迫观念的概念入手进行对照。根据 DSM-5 里面的定义，强迫观念是反复的、持续的、侵入性的和不必要的想法、表象、冲动或意向。个体会企图忽略或压抑它们，或用其他一些想法或行为来中和它们。大多数这样的想法、表象、冲动或意象都会引起显著的焦虑和痛苦。由此我们可以对比自己担心的念头是否具有强迫观念的特征。

有时候因为承受强迫的时间太久了，我们可能会觉得这些想法就是自己主动想的，分不清它是否具有闯入性，而且总想解决它，没有想压抑它的感觉，所以无法根据定义来判断。遇到这种情况该怎么办呢？根据多年的咨询经验，我总结出了一个简单实用的方法，那就是在心中问问自己是否可以毫无顾忌地将自己目前担心的念头告诉那些不知道我们有强迫症的朋友、同学或者同事，在大庭广众之下与他们讨论自己担心和害怕的事物会不会有心理压力。如果我们感觉不好意思与他们直接说的话，想想看这是为什么。因为我们觉得和对方说了之后，他们会认为我们很奇怪或者不太正常，甚至认为我们有这个想法太荒唐、太可笑了。只要我们有这样的担忧，那么基本可以判定这个念头就是强迫观念了。为什么呢？因为我们都还没有真正说出口，只是想象一下就能得出这样的答案，说明我们的大脑里的理性还是在发挥作用的，能知道自己的担心是多余的、是不合理的。所以我们不用真正告诉其他人，我们只需要这样试着判断一下，就能分辨出它是不是强迫观念了，所以我们在行为上也不要再去分析它、解决它了。

此外，还有一种方法就是"当我们不能相信自己的时候，就坚定地相信周围的亲人和朋友"。我们还可以问问身边没有强迫症的人、我们自己认为值得相信的人，他们是怎么看待那些引发我们焦虑的强迫观念的。如果我们把自己的担忧告诉他们之后，对方的反应是没必要在意它，那我们就坚定地相信他们。要特别注意的是，不要再去和他们解释自己担心的理由，否则就是在邀请对方与我们一起分析和解决强迫观念了。当然，反复向对方寻求确切的回答也是不可取的，这样可能发展为强迫行为。最好就只问一遍，然后将结果记在心中，以一种全新的态度对待强迫观念，让自己从想法世界回到现实。

## 正念觉察想法

持续练习正念呼吸一周后我们就可以进行正念觉察想法的练习了。这个练习同样要求我们每天达到一个小时的练习时间，可以分两次进行，每次半个小时。每周练习六天后要完成"体悟练习记录表"。具体的练习方法请参考下面的指导语。

## 练习指导语：

1. 可以在床上、沙发上或者地板上铺个垫子然后坐到上面，以你舒服的姿势盘上双腿，双膝尽量往下。调整一下坐姿直到坐稳、坐舒服了。头颈背竖直在一条直线上，但不要僵直，微微闭上眼睛。感觉一下你的身体哪里紧张就放松下来。保持一种放松、舒服、坚定、清醒又有尊严的姿态。花点时间来觉知你的呼吸。

2. 当你的心绪相对稳定的时候，释放你对呼吸的觉知，然后重新关注你的注意力，使你注意的对象锁定头脑中的想法。尽你可能将注意力集中到自己大脑中随时产生的想法上，当它们在你的头脑中经过并最终消失的时候，觉知到这些想法。没有必要试图使想法产生或者消失，让它们自然地产生和消失。

3. 有些人发现用如下方法有助于他们将自己的注意力集中在想法上，他们可以想象自己的想法被投影仪投射在了一个屏幕上。你坐在那里，看着屏幕，等待着想法或影像产生。当它的确产生的时候，你就觉知它，将它们投射在屏幕上，然后让它们自然而然地离开。

4. 每次当你觉知到头脑里有想法产生的时候，就像看电影时读台词一样，在心里把这个想法复述一遍。在复述之前加上这样一句话："大脑里有个想法认为……"或"大脑里有个想法在问……"。比如，你出现了这样的想法："明天还有很多工作要做。"这时你觉知到这个想法并且在心里复述："大脑里有个想法认为明天还有很多工作要做。"如果你出现了这样的想法："这么做有什么用呢？"这时你觉知到这个想法并且在心里复述："大脑里的想法在问这么做有什么用呢。"如果你出现了这样的想法："我的手被弄脏了，我要去洗手。"这时你觉知到这个想法并且在心里复述："大脑里有个想法认为我的手被弄脏了需要去洗手。"如果你出现了这样的想法："我在签字的时候可能写错了。"这时你觉知到这个想法并且在心里复述："大脑里有个想法认为我的名字可能写错了。"

5. 在复述你的想法之后给这个想法贴上一个标签。如果你在想的是当下必须做的事情就贴上一个"真实的需要"的标签，如果你出现了强迫观念就给它贴一个"强迫观念"的标签。你可以根据自己的情况给自己的强迫观念准备一些标签，比如"胡思乱想""胡说八道""过度联系""自我迫害""不可能""大海捞针""水中捞月"，等等。如果你在想的是除了真实的需要和强迫观念之外的想法就贴上"日常琐事"的标签。如果对某个想法你不知道贴什么标签就贴个"想法"的标签。

6. 比如，你出现了这样的想法："这么做有什么用呢？"这时你觉知到这个想法并且在心里复述："大脑里有个想法在问这么做有什么用呢。"然后你给这个想法贴上一个"怀疑效果"的标签。如果你出现了这样的想法："我的手被弄脏了我要去洗手。"这时你觉知到这个想法并且在心里复述："大脑里有个想法认为我的手被弄脏了需要去洗手。"然后给它贴上一个"强迫症"的标签。如果你出现了这样的想法："我的名字可能写错了。"这时你观察到这个想法并且在心里复述："大脑里有个想法认为我的名字可能写错了。"然后给它贴上一个"过度担心"或者"强迫症"的标签。

7. 贴上标签后你可以核查一下，看看贴得是否合适，如果标签贴得合适，那么贴上这个标签后你的内心会有一点微妙的变化。贴标签没有对错之分，只要你自己感觉合适就可以。

8. 如果对某些想法你不知道贴上什么标签合适，那么你就贴"想法"这个标签。对于已经贴上的标签不必纠结是否合适或者是否正确。

9. 你的目的是觉知想法，而不是去分析你的想法或者回答你的想法。你只是觉知到这些不断产生又不断消失的想法，并且在心里复述一遍，然后给它们贴上一个标签，而不需要做任何其他事情。

10. 你会不断地被自己的想法干扰，因此你不得不去分析、回答或者是继续思考，这样你就又迷失在想法中了。这个过程会不断地出现，这很正常，这不代表你犯了错或失败了，你不必气馁和沮丧。你只需要在意识到自己已经被想法干扰时，重新把自己拉回"观众席"上，继续觉知你的想法并且复述它，然后给它贴上标签就可以了。

11. 如实地去觉知你头脑里的想法，而不是去分析和回答你的想法。你只是去觉知而不参与其中。

12. 这个练习没有成功与失败之说，也没有做得好与不好之说，无论在练习的过程中发生了什么，一切都是正常的，不要去判断，你只需要频繁且有规律地进行练习。

13. 持续练习 30 分钟，每天练习 2 次。请不时提醒自己只要去关注不断产生又消失的想法就可以了。尽可能地去做，友善地去关注。

在整个练习过程中我们主要是在做两项工作：第一是觉察到想法出现了，将它复述一遍；第二是给想法贴标签，不断增强看清想法的能力。强迫观念的来源是我们太重视某一方面的核心自我了，加上自己特殊的生活经历，让我们在某些概念中间建立了联系，搭建了一条畅通无阻的"高速公路"。因此当我们面对相关刺激的时候，自然就会冒出这类想法。只是强迫观念的本质是虚假空的，它们并不是对事实的恰当反应，归根结底一句话就是想法不等于事实。在强迫症干预这个层面上，正念所培养的了知能力就是在帮助我们看清想法的本质，进而从想法中走出来，回到当下、回归事实。

在正念觉察想法的练习中，看清想法的能力是通过给想法贴标签来逐步培养的，标签是非常个人化的，它与个体的经历有关，也与每个人的语言习惯有关。当我们的大脑中冒出"刚才手上有点刺疼，有可能是被狗抓了一下"的想法，或者"煤气可能没关好""邮件可能发错了""看到数字 4 有可能会倒霉"等想法的时候，有的强迫症患者可能会选择直接给想法贴上"强迫症"这个标签，感觉这个标签可以起到一种醍醐灌顶的作用，让处于不确定感中的自己立刻就清醒很多，面对强迫观念也变得坚定了。还有的强迫症患者会选择以下各种不同的标签，比如"虚假空""过度担心""苛求完美""胡思乱想""无中生有""妄念"等。

还有一些患有强迫症的朋友会选择用方言来写标签的内容，方言有时候会更生动、更有力量，其中甚至有一些调侃的词语，目的就是为了帮助我们明确强迫观念是杞人忧天的想法，不符合现实，也不用当真。有些朋友可能看过《走出强迫症：找回美丽的日子》这本书，它总结了强迫症的十宗罪，大家也可以参照其中的内容贴标签。假设我们有一个强迫观念是"我好像忘记关煤气了"，我们可以为其贴个"大海捞针"的标签，提醒我们这是小概率事件，不用太关注，因为反反复复检查确认的结果是浪费了很多时间却一次也没有发现真的忘记关煤气。再比如，我们有个强迫观念是"看到数字 4，自己和家人就会发生意外"，那就可以贴上"水中捞月"这个标签，提醒我们这个想法是把没有关联的两件事情人为地建立起紧密的关系，是不合理的，我们并不会因此就真的发生意外。

给想法贴标签没有好坏对错之分，没有统一的判断标准，只要对自己而言合适就可以。怎么判断它合不合适呢？当我们的头脑中冒出一个想法，然后我们给它贴上了一个合适的标签后，内心会感到的确如此、恰如其分，而且身体上会有一种微妙的变化，整个身心都会觉得就是这样的。比如，我们有个强迫观念是"看到癌症这个词就会得癌症"，内心想到的标签是"胡思乱想"，然后我们稍微思考一下就会明白的确是这样的，这的确是一种无端的猜测与联系，这时我们的内心会有一点点拨云见日的感觉，整个身体也会稍微放松下来，说明我们贴标签贴得很合适。给强迫观念贴上的标签合不合适，要看我们的整个身心能否感觉到一些微妙的变化，而不是在认知层面上认为应该贴某个标签。就像小和尚念经一样，如果这个标签仅仅是大脑里的一种逻辑思维，身心没有这样的变化的话，则说明这个标签没有进入我们的内心。

当然，一个想法的标签并不是一成不变的，一段时间之后我们可能会发现另外一个标签更合适，那么我们就可以更换标签。如果对某些想法我们无法找到合适的标签，可以和家人或自己信任的朋友讨论一下，看看别人对这个想法的反应是什么。然后，我们就可以从中选取那个自己感觉更恰当更合适的标签。假如讨论过后还是难以找到合适的标签，我们就直接贴上"想法／念头"这个标签，提醒我们想法只是想法，它不等同于事实。

我们在实际生活中遇到哪种想法需要贴标签呢？第一类就是目前最影响我们生活的强迫观念。体悟疗法在阐释强迫症形成的二阶段模型时提出：想法认同是导致我们走进强迫症的第一个分水岭。无法看清想法，并将强迫观念当成可能的事实去应对是我们掉入强迫陷阱的首要原因。因此针对强迫观念认真练习贴标签是强迫症好转的关键环节，只有切切实实地提高看清想法的能力，才有可能在强迫症循环刚刚启动的时候就遏制住它，让自己尽快从强迫的旋涡中走出来。

无论是在正念觉察想法的练习中还是在工作、学习、运动以及用餐过程中，只要觉察到强迫观念出现了，我们就可以抓住机会试着给它贴标签。哪怕一开始找不到特别合适的标签也没关系，多给自己一点耐心，就算最初的时候有点像仿写作文一样，只能先参照书本提供的标签，练习得多了，就能找到自己的感觉了。

第二类需要及时贴标签的想法就是那些阻碍强迫症好转的想法。比如，有些清洗型强迫症患者的内心会有这样的想法："洗一下也没关系，反正不会耽误很长时间。"这种想法很容易为强迫症的持续存在提供支持。洗一下确实不会花费很多时间，但是久而久之洗一下就没有作用了，必须要洗两下甚至洗上半个小时才能缓解焦虑，因此我们就得针对这样的想法及时贴上合适的标签。再比如，检查型强迫症患者有时候也有类似"就多看一眼，仔细点总没坏处"的想法，这个想法好像给我们的检查行为赋予了一种正向的意义，使我们把它定义为一种细心的表现。如果这种检查行为是灵活的，条件允许可以多看一眼，条件不允许不看也能出门，那就没什么问题。

强迫症往往一开始是带有迷惑性的，它打着"为我们好"的旗帜出现，却让人的心理和行为都变得越来越僵化，使我们不管现实情况是什么样的，都必须检查到位才能离开，而且越检查越不相信自己的眼睛和记忆，只能不断增加检查的次数或时长，这就是一步一步落入强迫陷阱的过程。针对这种想法，我们也需要注意识别并及时贴上合适的标签。再比如"这是最后一遍了，下一次我就开始改变"，这样的想法也只是在无限延长自己的强迫症罢了，如果不能痛下决心，从当下的这一刻就开始改变，那么走出强迫症的日子就会变得遥遥无期了。因此我们在面对这样的想法时也是需要及时贴标签的。以上几个例子中的想法的共同特征都是阻碍我们停止强迫行为的那类想法。我们需要看清楚这些想法的本质都是在诱惑我们继续给强迫症发放通行证，所以适合的标签包含但不限于"自欺欺人""陷阱""借口"等。

另外，还有一类想法是与情绪驱动有关的，比如说"我太焦虑了，太难受了，不强迫自己真的受不了"。这个想法是在暗示自己无法忍受焦虑情绪，所以没办法停止强迫行为。实际上当我们回忆自己的实际经验时会发现，在某些时候由于种种原因，尤其是有外人在场的时候，自己是可以不做强迫行为的，虽然这是在被迫无奈地经历焦虑，但是结果是一样的，我们其实并不是真的无法经历焦虑，而可能是不愿意经历焦虑。我们需要及时给这个想法贴上合适的标签，比如"自我设限""违背事实"等，避免再次陷入强迫症给我们设置的圈套里。

无论是哪种类型的强迫症，无论症状多么复杂，只要头脑中产生了强迫观念以及阻碍强迫症好转的想法，我们就可以尽量将其当场记录下来，然后尝试给想法贴上一个合适的标签。这样经过一段时间的观察和记录之后，我们基本上就能把影响强迫症康复的想法及对应的标签搜集完整了，以后再遇到这些想法的时候，我们就可以驾轻就熟地给想法贴上标签并且和想法分离了，这样我们离走出强迫症的困扰就又近了一步。

请注意在练习的过程中不要对标签合不合适太纠结，也不要过分追求必须一字不差地复述脑海中冒出的想法，发现有一个字不对就反复描述，否则我们有可能会对正念练习本身产生强迫症状。

强迫症惯用的伎俩就是将各种想法在我们的大脑中编拍成一部恐怖电影，并反复播放，让人不知不觉深陷其中、难以自拔。所以培养区分虚假和现实的能力是具有重要意义的。这就相当于我们坐在电影院里看《唐山大地震》的时候，电影的剧情是半夜突然发生了大地震，许多人惊恐万分，一边大声呼喊："地震啦！快跑啊！"一边惊慌失措地冲出楼房。作为观众的我们是否也会像电影中的情景那样，立刻从电影院里冲出去呢？

事实上，没有人真的会从座位上跑开，因为我们心里非常清楚，地震是发生在电影里的，并不是事实。那如何分辨强迫观念究竟是真是假呢？还是以观看《唐山大地震》为例，假如电影播放到一半突然有两位电影院的工作人员冲进来大喊："地震了！请立即从安全出口撤离！"我们的反应会如何呢？相信答案非常明确，所有人一定都会立即寻找安全出口，迅速跑出电影院。因为我们知道现在这一幕不是电影里的情节，而是真实的环境当中发生了地震。所以当我们能够看清楚想法的来源的时候，我们就能选择恰当的行为。如果是电影台词那就无须理会，如果是现实中的危险警报，我们则需要做出相应的行为反应。

那些经常闯入我们的大脑"报警"的强迫观念，如害怕得病、怀疑丢东西、担心自己在意的人发生意外，都是强迫症释放的虚拟情节，并不是事实，所以也不需要我们去解决。面对强迫观念，我们的态度一定要果断坚决，凡是强迫症说的都不要去听，强迫症让我们做的都不要去做。只要觉察到那个经常吓自己的想法又出现了，我们就复述想法并且贴上标签，不再继续跟随想法解决所谓的危险或者不完美。

随着强迫症的恶化，有些时候我们可能已经失去了对想法的觉察，直接跳到想要实施强迫行为和回避行为的阶段了。比如，上完厕所本来洗一遍手就可以走了，但是刚关上水龙头就又想再洗一遍。我们在刚想做强迫行为时，可以问问自己此时此刻在担心什么，花一点时间将强迫观念清晰明确地复述一遍并立即贴上标签，尽量停止做强迫行为或至少延迟15分钟后再去实施。如此循环往复，只要发现自己又有实施强迫行为的冲动了，或者突然变得焦虑不安了，就可以试着复述想法然后贴标签，坚持成百上千次地重复练习后，强迫观念就没那么容易操控我们了。

当然，我们并不需要每时每刻都去关注想法和贴标签，除了每天一小时专门练习正念的时间外，主要是在遇到强迫症的时候，尽量准确地、敏锐地觉察到那个强迫观念并且给它贴上合适的标签。还有就是遇到那些阻碍强迫症好转的想法时，也要及时地觉察到它们，通过复述想法和贴标签来帮助自己离开想法，让康复的机会真正到来。正念觉察想法并不会让大脑中的杂念立即减少，而是能培养出一种面对想法只是觉知但不参与的能力。所以面对强迫观念反复练习，我们就可以做到离开想法、回到当下了。

## 典型强迫观念的破解之法

强迫症的类型是多种多样的，就算是患有同一类型强迫症的患者，每个人的具体表现也是不同的。在这么多年的强迫症咨询中，我发现总有一些常见的、典型的强迫观念模式在许多强迫症患者的症状里都有所显现。因此我将针对这些想法进行梳理，相信会有助于大家避开这些思维的陷阱，尽早从中走出来。

第一个影响力较大的强迫观念是"万一……"。相信许多患有强迫症的朋友对它已经很熟悉了，具体例子如下所示。

万一这红色的东西是血怎么办？

万一这血是艾滋病病人留下来的怎么办？

万一我身上有个伤口，然后我又不知道就染上了怎么办？

万一煤气没关好怎么办？

万一门没锁好怎么办？

万一丢东西了怎么办？

万一我在不自知的情况下把老人或者小孩儿撞倒了怎么办？

有关"万一……"的想法数不胜数，强迫症就是通过这种想法引发人们的恐惧并不断使人陷入僵化中的。有的来访者说："本来想一定要努力克服症状，停止强迫行为，但是'万一……'的念头一冒出来我就非常焦虑，不得不去反复地检查，反复地回忆确认才行"。由此可见，"万一……"的想法很容易让我们干预强迫症的努力功亏一篑。面对这样的想法，我们需要保持清醒的认识，这其实是强迫症的一个典型特征，它就像榴莲散发出来的特殊气味一样，能让人很快就辨识出来。因此当我们脑海中冒出这种"万一……"的想法时，就可以毫不犹豫地给它贴上"强迫症""老生常谈""小题大做"等标签，提醒自己这是强迫症释放的迷雾弹，目的就是让我们再次陷入强迫症的泥潭里。我们可以将强迫症比喻成一个狡猾的骗子，在他感觉我们即将不再上当受骗的时候，他一定会用尽浑身解数来继续行骗，"万一……"的想法就是他恐吓我们的最后手段。毕竟周围的亲人和朋友并没有经常这么担心"万一……"的想法，我们没有得强迫症之前也不会如此在意"万一……"的想法。如果我们又遇到这类想法，就可以坚定地将它们视作强迫症，只要看清想法的本质，就离解除想法认同不远了。

可能有些朋友会问怎么能说有"万一……"的想法就是强迫症呢？这个世界上到处都在发生一些小概率事件，有的人好好地走在路上，被一个掉下来的灯牌砸到可能就意外死亡了。还有世界上每个城市每天都有交通意外发生，怎么能说有"万一……"的想法是强迫症呢？这不是违背现实吗？究竟应该怎么看待这个问题呢？具体可以分两种情况。强迫观念一般可以分成两大类，一种叫作"水中捞月型"，一种叫作"大海捞针型"。比如说，当我们离垃圾桶还有好几米远的时候，大脑里冒出一个怀疑的念头说："万一我刚才稀里糊涂地碰了这个垃圾桶怎么办？"或者走在小区里看见远处有一只狗就立刻想道："万一刚才这只狗跑过来咬了我一口，我自己又不知道怎么办？"这种"万一……"的想法就是水中捞月型的强迫观念，也就是说我们担心的内容是根本没有发生的事情，因为我们只是得了强迫症，并没有感觉记忆缺失或受损。这种完全不存在的情况，就是镜中花、水中月，看着是那么回事，实际上却并没有危险。

另外一种大海捞针型的强迫观念，比如"万一丢东西了怎么办？""万一没关好煤气怎么办？""万一填错学号/身份证号/准考证号怎么办？"这些情况在现实中的确是有可能发生的。很多人在学生时代都丢过文具或钥匙；工作之后可能丢过公交卡或工卡等；因为玩手机忘记了锅里正煮着东西，直到烧煳的味道出现才想起来自己做着饭呢。这些都是生活中难免会出现的"小插曲"，只是对大部分人来说并不会天天遇到这些事，所以也不会特别在意或特别防范。而有强迫症的人就整日为此提心吊胆，花费了大量的时间和精力，最后得到的结果其实和别人是一样的，那就是永远无法完全回避意外的发生。

既然如此，我们也就没必要再跟随这种想法去解决"万一……"的问题了，而是应该学习带着这种可能性去生活。当然如果在一些确实关系到生命安全和财产安全的事情上，比如说关煤气，从单位下班回到家后锁门等需要小心谨慎一点的场景，我们可以进行适当的检查。原则就是检查行为对我们没有任何的不利影响，既不浪费时间，也不会引起痛苦的感觉，而且没有什么固定的检查流程、步骤，也不需要计数或拍照确认，就只是正常地检查一次就可以了。

第二种强迫观念中常见的问题是认为想法本身是有一定道理的，并不是完全没必要的或者完全多余的。很多有强迫症的朋友之所以没办法停止强迫行为或者没办法平息焦虑，就是因为总觉得自己思考的问题是有可能成真的，其根本原因还是没有分清楚想法和事实。其实很多时候强迫症让我们怀疑和担心的内容并不是毫无根据的，就像前面列举的大海捞针型的强迫观念，但是关键问题在于强迫症让人过度担心了。

也就是说，这个问题虽然有点道理，但是我们为此付出的代价太大了，与周围的人相比，我们的强迫行为明显超出了正常的范围，并且侵占了我们大量的时间和精力。所谓"过度"包含两个方面，一方面是自己主观上感觉很痛苦，另一方面就是自己的社会功能受损，无力维持正常的学习、工作和人际交往等。有些病情严重的朋友可能已经无法出门，没法照顾自己的饮食起居，每天只在自己的卧室里待着，不敢与人交流互动。

曾经有来访者去医院询问了医生关于自己担心的强迫观念，虽然医生的答复是 99% 的情况下不可能发生，但是来访者却还是纠结剩下的 1% 怎么解决。对于普通人来说，知道这件事情不太可能发生就放心了，就算有变坏的可能性也不去细究了，该做什么做什么。而对于有强迫症的人来说，就会继续担心这 1% 的可能性，并且通过做大量的强迫行为和回避行为来防止小概率事件的发生。所以关键不在于想法本身有没有一点道理，而是我们选择忽略和选择重视之后所带来的结果是截然不同的。我们选择前者就可以轻轻松松地生活了，选择后者则会继续深陷强迫的泥潭。假如现在有机会重新选择的话，我们该如何作答呢？

所以不管我们担心的想法是水中捞月还是大海捞针，都别忘记一个非常重要的问题，即作为想法的主人，我们想要过什么样的生活，然后再来选择是否要认同和跟随某个想法。如果这个想法可以让我们过上自己理想中的生活，它会给我们带来价值感；如果这个想法只是在让人内耗、停滞不前甚至充满痛苦，离自己真正想要的生活越来越远，那么它可能是一个糖衣炮弹，我们需要重新考虑是否继续与之为伍。

简而言之，是活在现实中还是活在大脑产生的想法里，哪种选择才是通往幸福生活的道路呢？体悟疗法特别强调实现人生价值，追求符合自己价值的生活，目的就是让我们重新审视自己的生活，看看我们一直以来将大部分的精力放在了什么领域，是热火朝天地建设自己的理想生活，还是殚精竭虑地防范根本不存在的或者即便存在成真的可能性也很小的危险？如果我们总想规避生活中所有的错误或者危险，那么我们的生活将会陷入巨大的混乱之中。

另外一个判断自己的担心是否有必要的方法就是区分有用的焦虑和没用的焦虑。有用的焦虑是这种担心会引发我们去做一些正常的行为，既不过度也不难受，因此我们想的可能是有道理的；没用的焦虑指的是让人的行为明显过度，不做就无法安心，也不能去做其他事情，因此这种担心就是没必要的。举个例子，假如说还有三个月就要高考了，我们有些担心高考的时候考不好英语，这种担心到底有没有必要，是有用的还是没用的呢？这就要看我们接下来会采取什么样的行动了。

如果我们每天多用一小时复习英语，多花些时间背单词、写作文、练听力，这些做法肯定是有助于提高英语成绩的，这样看来这种担心就不是没用的，因为它促进了正向、积极的学习行为的发生。如果我们产生这个担心的念头之后变得茶不思饭不想，并将本来学习英语的时间全部用来分析和思考会不会考不好，不停地联想考不好的可怕后果等，那这就是没有用的担心，只会让人在焦虑的情绪里晕头转向。

第三种强迫观念中常见的问题是认为自己遇到了不好的事情却不知道，或者说自己做了可怕的事情却完全没有意识。比如，坐公交车的时候是不是被带有艾滋病病毒的针头扎伤了；傍晚经过花坛边的时候是不是被猫猫狗狗抓伤了。这些想法的共同点就是宣称危险出现了而我们却没有意识到。

　　强迫症的发生并不是因为我们失去了判断危险是否会发生的能力，而是不相信自己有判断能否确保自己安全的能力。如果我们已经意识到自己的强迫行为所担心的问题在别人的眼中并不算什么，那就说明我们的担心是没必要的，我们的生活也没有强迫症渲染得那样危机重重。再比如，担心自己开车撞倒老人小孩却不自知；或者怀疑自己夜里睡到一半又起来打开了煤气开关。这些担心的念头表明我们对一个人的心理运行过程可能还不够了解，所以才会怀疑自己的行为失控。事实上，我们不会去做那些自己本来就非常害怕的事情，因为当我们真的要做一件事情的时候需要经历一系列的心理过程：首先要有生理或心理的需求，进而产生足够的动机，然后我们会对当前的场合进行利弊分析，对时机是否合适进行判断，分析事情的结果都有哪几种情况等。

　　在现实生活中，如果一个人想要运动减肥，一般会先制订计划，比如采取哪种运动方式比较合适，在什么场所锻炼比较方便有效，什么样的运动强度比较合适，每周要达到的目标是什么等。要知道减肥可能是很多人想要达成的目标，可是即便愿望如此强烈也不一定会转化成行动，更不用说那些我们本来就不喜欢或者害怕的事情了。因为我们既没有需要，也没有动机，更不会有分析和计划等心理过程，所以不可能做出行为。强迫观念描述的这种猜测只能说是符合语法规则的语句，却违背了客观的心理规律。

　　当然，生活中有一类行为可能并没有以上描述得这么复杂的心理过程，因为我们对这类行为已经习惯了。但我们在实施这些行为的过程中并不是没有任何的心理过程，而是非常迅速地就能完成了，已经不需要我们主动地进行认知加工了。比如刷牙、洗脸、吃饭、喝水、开车、洗衣服等这些常见的行为就是自动化地运行的，我们甚至可以一边刷碗一边追剧，一边开车一边哼歌。不过需要注意的是我们的强迫症并不是一种习惯，我们不会故意去碰一个脏东西，或者去伤害一个不认识的老人，这并不是我们习惯化的行为。相反，我们其实对这种行为深感恐惧，每天都担心自己做出这样的行为，怎么会将这些行为发展为自动化的习惯呢？

此外，我们还可以做一个对比，在没有得强迫症之前与得了强迫症之后相比，我们到底有哪些方面发生了变化呢？我们并不是一下子不知道什么东西是脏的了，否则我们也不会陷入清洗型的强迫症；我们也不是一下子变得不道德了，变成一个邪恶的人了，否则哪里还用反复祈祷、反复分析或替代不好的想法，因为真正的坏人不会因为自己头脑中产生的坏念头而焦虑。我们也没有突然失去五感，照样能听、能看、能闻、能感受，也能品尝味道。

唯一的变化就是担心、怀疑和不确定，所以说我们原来不会做的，现在也不会做。没有一位强迫症患者是原来知道垃圾桶很脏不能摸，却在得了强迫症后就认为它不脏而且会主动去触碰的。我们要坚定地相信，一个人不可能在自己不知道的情况下去做自己害怕的事，也不可能做了自己害怕的事情却完全不知道。

# 第十一章
# 躯体感受的练习

我们在持续练习正念觉察想法一周后，就可以进行正念躯体扫描的练习。这个练习的意图在于我们能够将自己的注意力按照主观需要依次投放到身体的各个部位，尽可能地去觉知身体各个部位的感受。我们可能会觉察到某种感受，也可能觉察不到什么感受，这都是正常的，不要分析和评判。我们只是如实地觉知身体各个部位的感受，接受它们本来的样子，而不是改变它们或消除它们，尽可能做到觉知但不参与其中，以此来提升自己愿意去经历的能力和对变化的体悟能力。

一般来说从头到脚扫描一遍的时间大约是十几分钟，每次练习可以扫描两遍，总时长保持在 45 分钟左右是比较合适的，每周至少练习 6 天。需要注意的是，单次练习正念的时长要逐渐增加，这也是为了训练和提升专注能力、践行价值观的能力。请继续填写"体悟练习记录表"。

**练习指导语:**

1. 坐在一个舒服的位置上，可以在床上、沙发上或者地板上放一个垫子然后坐上去，以你感觉舒服的姿势盘上双腿，双膝尽量往下，调整一下高度直到坐稳、坐舒服了。头颈背竖直在一条直线上，但不要僵直，微微闭上眼睛。感觉一下你的身体，哪里紧张就放松下来。保持一种放松、舒服、坚定、清醒又有尊严的姿态。花点时间来觉知你的呼吸。

2. 当你准备好了，就释放你对呼吸的觉知，然后把你的注意力转移到你额头的左前方大约 10 平方厘米的面积上，使你的注意力集中在从额头左前方到后脑勺这一区域内，去觉知这个区域内的感受，包括皮肤表面的感受和内部空间的感受。它可能是热的感受，可能是冷的感受，可能是紧绷的感受，可能是涨的感受，可能是麻的感受，可能是疼的感受，可能是跳动的感受，可能是其他任何感受。不必去寻找什么特殊的感受，也不必去分析你觉知到的感受是否是真实的感受。觉知到什么感受就是什么感受，不需要去分析和判断。

3. 也许你会觉知到一些自己无法命名的感受，那就不要去给它命名。即使是那些你叫得出名字的感受也不必去理会它的名称，你只是如实觉知感受本身而已。

4. 提醒你自己这个练习的意图。它的目的不是获得不同的感受，不是放松或者获得平静。这个练习的意图在于，你可以把注意力按照自己的主观需要依次投放到身体的各个部位，尽可能地去觉知身体各个部位的感受。或许你会发现在很多地方你觉察不到任何感受，这也很正常，这并不代表练习失败了，觉察不到任何感受也是一种体验。

5. 当你在这个部位觉知到感受之后，就把你的注意力向右移动，去觉知相邻的部位皮肤表面和内部空间有什么感受。觉知到感受后再把你的注意力移到下一个相邻的部位。之后依次是脸部、颈部、右肩膀、右上臂、右胳膊肘、右前臂、右手；左肩膀、左上臂、左胳膊肘、左前臂、左手；然后是胸部、腹部、小腹部、盆腔；右大腿、右膝盖、右小腿、右脚；左大腿、左膝盖、左小腿、左脚。从头到脚按照一定的顺序移动你的注意力，每一部分都觉知皮肤表面和内部空间的感受。

6. 就这样从头到脚按照一定的顺序一部分一部分地移动你的注意力，去觉知身体内外部的感受。不要遗漏身体内的任何一个部位，从头到脚觉知一遍大约要用十几分钟到二十分钟的时间。

7. 如果在某个部位你觉知不到任何感受，这很正常，这时你就把注意力集中在这个部位停留一会儿，如果你觉知到了感受或者穿透到了对侧就把注意力移到下一个部位，如果你还是没有觉知到任何感受，那么也将你的注意力移到下一个部位。到下次觉知这个部位时就再把注意力停留一会。如果你觉知到了感受就把注意力移到下一个部位，如果你还是没有觉知到任何感受，那么也将你的注意力移到下一个部位。

8. 这样从头到脚扫描完一遍之后把整个身体内外部当成一个整体来觉知一两分钟，然后再反过来从脚到头移动你的注意力。扫描完一遍之后再把整个身体内外部当成一个整体觉知一两分钟，然后再从头到脚一部分一部分地移动你的注意力。

9. 当观察一个部位时，其他部位有一些感受可能特别明显，比如腰部腿部可能会很麻或者很疼，或者脸上的某个地方很痒，你可能发现自己的注意力会反复地被这些明显的感受所吸引，离开了你想要集中的部位。当你意识到注意力被别的地方的感受所吸引时，不要去管这些感受，温柔地把你的注意力再一次集中到你正在觉知的部位上来。

10. 每当你发现自己的注意力被其他部位的强烈躯体感觉吸引时，或是因为其他原因，离开了对此刻身体感受的觉知时，就温和地把你的注意力再一次集中到你正在观察的部位上来，并体验此时此刻的感受。

11. 如实地去觉知身体的感受，而不是你想要的感受。不必去寻找什么特殊的感受，也不必去分析你觉知到的感受是否是真实的。觉知到什么感受就是什么感受，不需要去分析和判断。

12. 你只需要觉知而不需要参与其中。

13. 这个练习没有成功与失败之说，也没有做得好与不好之说，无论在练习的过程中发生了什么，一切都是正常的，不要去判断，你唯一需要做的就是进行频繁且有规律的练习。

14. 持续练习 45 分钟，也可以根据你自己的需要适当延长时间。不时提醒自己只要去关注此刻正体验的就可以了。


正念躯体扫描的练习与强迫症干预之间存在什么样的关系呢？二阶段模型中提到的情绪驱动，指的就是不愿意经历焦虑、恐惧的情绪所以才主动实施强迫行为和回避行为来加速情绪的消退，人为改变了情绪的发展规律。因此想要打破强迫症的循环，提高自己接纳情绪的能力是重中之重。情绪是我们对某种内外部刺激做出认知判断后所带来的一系列身心反应，它既包含了心理体验，比如害怕、紧张、焦虑、愤怒，也包含了身体感受，如胸闷、出汗、心悸、发抖等。比如，我们刚学会开车的时候，因为驾驶技术还不够纯熟，遇到复杂路况肯定会紧张害怕，所以我们每次把车开到车水马龙的路段时就感到心跳加快、手心出汗、肌肉紧绷，这些变化都是我们的身体为应对可能出现的危险情况而做的准备，精神高度集中的目的是做出最迅速、最有利的反应。这个例子描述的是遇到真实的危险的情景，和强迫症不同。

强迫症中产生的焦虑和恐惧并非来自于真实的危险，而是来自于头脑中的"纸老虎"——强迫观念，因此是不需要采取行动解决的。所以破解情绪驱动的关键就在于我们拥有足够的经历情绪的能力，这样即便面对强迫症掀起的焦虑浪潮时，我们也能轻松克服。

既然对情绪的接纳如此重要，那么通过身体感受来实现与情绪的共存就是一种非常巧妙的方法。每当强迫症状出现的时候，虽然危险并不是真实存在的，但是情绪却实实在在地出现了，我们的恐惧和焦虑是无法被忽略的。所以这个时候我们觉察身体的感受就能和看不见、摸不着的情绪建立起联系，从而为提升接纳情绪的能力奠定基础。

很多患有强迫症的朋友会有预期性的焦虑，他们往往在还没有面对引发强迫行为的场景前就已经开始觉得身体不舒服了，可能是感觉头有点涨或者胸口有点堵等。所以每当这些身体感受出现的时候，就会让他们感到紧张不安，总觉得不好的事情要发生了。这个例子说明其实情绪是我们给身体感觉寻找的解释，对自己的身体感觉的解释不同，体验到的情绪也不同。

我们可以比较以下两种情况。第一种是我们走在路上突然有一条恶狗冲了过来，我们立刻向前奔跑了大概 100 米，狗不追了，我们也停了下来，气喘吁吁的同时我们心里想的是"哎呀！吓死我了！差点被狗咬到"，这个时候我们将心跳加快、腿脚发抖的身体感觉解释为害怕。第二种是上体育课练习百米短跑，大家几个人一组轮流练习了三轮，身体的反应同样是气喘吁吁、心跳加快、腿脚发抖，但是我们却不会体验到恐惧和害怕，如果每次都是第一名说不定还觉得很开心、很兴奋。两种情况下的身体反应是一样的，但是我们的解释不同，情绪就不同。

类似的情况还有很多，比如说我们开车的时候差点和前面的车追尾了，顿时吓了一跳，甚至尖叫一声、冷汗直流；那如果是偶遇自己喜欢的偶像呢？身体反应是不是也一样呢？在那个当下一定也是心跳加快、尖叫不止，激动得浑身冒汗。所以不管是惊吓还是惊喜，我们的身体反应都是一样的，区别只在于我们的解释不同。那么同样道理用在理解强迫症发生时的情绪反应会如何呢？

强迫症发生时，我们会认同强迫观念所描述的危险，于是感觉到呼吸加快、头昏脑涨、手脚发抖等，所以我们的情绪可以分成两部分：一部分是身体的反应，一部分是可怕的想法。我在前文中提到过正念觉察想法，对于想法这部分我们就可以复述它"大脑里有个想法在想……"并且给它贴上一个合适的标签，并通过这种只是觉察而不参与其中的处理方式，让自己看清想法、离开想法。剩下的就是情绪带来的身体上的感受了，我们该如何应对这一部分呢？答案就是觉察身体感受，完整地经历它，而不是逃避与改变。正念躯体扫描就能帮助我们培养对身体内外部的各种感受的觉察力，有了这个前提才有可能做到经历身体感受，接纳焦虑情绪。

正念躯体扫描是在为后面的正念觉察情绪提供准备，为接下来处理情绪提供一个新的立足点，我们需要学习从身体上处理情绪，而不是像原来那样总是习惯在大脑里处理情绪或者通过强迫行为处理情绪。很多患有强迫症的人应该都深有体会，每次焦虑来袭的时候，我们总是在想法里徘徊，一会儿想着应该没事的，别人都不担心；一会儿又想着万一自己走霉运，正好就中招了呢？就这样，大脑里又展开了一场"辩论赛"，最后都以强迫症的获胜而告终，我们不得不去实施强迫行为来消除焦虑。

所以很多患有强迫症的朋友看了很多书，听了很多课，有的甚至参加了心理咨询师的培训考试却还是无法克服强迫症，原因就是我们太习惯于在大脑里进行工作了。正念练习作为一种另辟蹊径的方式，能够将我们从头脑中解放出来，学习仅仅从身体感受的层面来处理情绪。这样我们就不再依靠所谓的讲道理走出焦虑了，而是通过体验与情绪带来的身体感受相处的过程，提高自己愿意去经历的能力，从而转变被焦虑驱使的心理模式。这就是正念躯体扫描对强迫症起作用的原理。

此外，正念躯体扫描的练习可以培养我们按照主观需要投放注意力的能力。练习中我们需要一部分一部分地挪用注意力来觉知身体的感受，我们可能一开始会觉得经常无法集中注意力，或者很难将注意力转移到下一个部位。随着练习的深入，我们就能感觉到自己调控注意力的能力在逐步提升，基本上可以做到想把注意力放在哪里就能放在哪里，想要停留多长时间就能停留多长时间，什么时候想把注意力移走就能移走。这样的能力对干预强迫症有什么作用呢？强迫症之所以让人痛苦的一个方面就是因为每当症状出现的时候，我们就没办法去做当下该做的事情。比如，明明我们现在已经坐在教室上课了，却还是忍不住担心家里的门是不是没锁好，不得不在大脑中反复回忆和确认。再比如，明明我们现在已经做到第二题了，却还是不停地怀疑上一道题算错了，只能回过头去再次验证和确认答案是否正确。

还有很多类似的情况，比如开会的时候、开车的时候、买东西的时候甚至是打游戏的时候，我们都有可能因为强迫症的干扰而无法专心致志地做事，即便努力提醒自己不要理会强迫观念，注意力也还是不受控制地去回忆、分析。我们没有办法按照自己的意愿将注意力投放在自己真正该做的事情上，这就是我们亟待调整和改变的难题。正念躯体扫描练习正好可以帮助我们扭转这种被动的局面，练习中我们按照一个固定的顺序，一部分一部分地转移注意力，走神了就拉回注意力，到时间了就将注意力移动到下一个部位，这就是在培养我们按照主观的需要投放注意力的能力。慢慢地我们就能在上课的时候更多地注意听讲。不管做什么事情，我们都能比较专注和投入，不会轻易被强迫观念所干扰。

另外，很多注意力固着型的强迫症患者的最大困扰就是自己的注意力总是被某种声音、自己的呼吸、余光或身体某个部位的感觉所吸引，总觉得这儿不对劲儿、那儿不正常。正念躯体扫描中我们会练习无论觉知到什么感受，都不要去评判它，不需要去喜欢它，也不要去讨厌它，仅仅按照其本来面目觉察它。注意力固着型的强迫症就是对某个注意到的对象进行了好与坏、对与错的评判，越是排斥厌恶它，它就越固着。所以如果我们能够对这些注意力固着的对象仅仅保持觉察，不去判断它，将会对解除注意力的固着产生积极的效果。

# 第十二章
## 情绪的练习

## 从进化的角度理解情绪的意义

每当强迫症状出现的时候，我们总是会不可避免地感觉到焦虑和恐惧。情绪的体验进一步加剧了我们对"危险"的判定，于是一系列僵化的强迫行为就产生了。很多患有强迫症的朋友就是因为担心焦虑的情绪得不到缓解才不得不屈从于强迫症的指挥。所以一谈到接纳情绪的时候，他们的内心可能或多或少都有一点抵触，认为凭什么要接纳这种带给人痛苦的情绪。

那么恐惧和焦虑的存在究竟有什么意义呢？如果只是带来折磨，那么为什么我们还要有这种心理反应呢？从进化的角度来看，恐惧情绪对人类的生存至关重要，因为它是为了帮助我们应对危险的，也就是说它是服务于自我的存在与安全的，能够让人及时远离危险，并能顺利地、一代又一代地繁衍下去。

简而言之，恐惧和焦虑情绪能够促进我们为应对风险而做好身体上的准备。比如，在进化的早期阶段，假设我们在森林里碰见一只老虎那该怎么办呢？我们面临的选择只有两种，要么就是打败它，要么就是尽快逃命。不管是选择哪一种应对方式，都要求我们有一定的力量和速度。和老虎搏斗时如果软绵绵地打它一拳，那是没有什么作用的；如果逃跑的时候腿脚无力，那基本上也只能落入虎口了。所以为了免于被老虎吃掉，更有效地应对这个风险，我们必须得做好身体上的准备。

面对这种生死时刻，首先需要有足够的力量和速度，身体的主要肌肉群必须做好准备，这就是为什么紧张的时候我们就会感觉到肌肉紧绷。为了达到调动这些肌肉群的目的，给它们输送足够的能量，我们的心跳必须发生变化，因此我们会感觉到心跳加速，就像在敲击战鼓似的，这是为了快速把血液输送到那些主管运动的肌肉群。

同时我们的呼吸频率也会变化，以便输送更多的氧气进来，保持我们体内的二氧化碳和氧气的平衡。我们还会有什么感觉呢？可能有人会一想到每次强迫症状有可能会出现就紧张出汗，那么这样的身体反应有什么用呢？当我们拼尽全力和老虎搏斗或转身急速奔逃的时候，身体就像一部高速运转的机器，体温一定会升高，而汗液的蒸发有制冷作用，可以帮助我们适当降温。这种情况在生活中也很常见，比如说一个人感冒发烧了，体温升到了39度，感到浑身疼痛。如果这时候出一身汗的话，那么体温就能降下来，以免身体被高温伤害。另外，出汗会让我们的体表变得滑腻，这样我们就不容易被对方抓到。

自然界中也有很多动物依靠滑腻的表皮来保护自己，比如说我们用手抓泥鳅是很困难的事情，一不留神它就会从手里滑走了。所以出汗的保护性功能就体现在这两个方面。有些患有强迫症的人还会在体验到恐惧焦虑的时候脸色煞白并且感到手脚冰凉，这些变化表明我们体表的血流量在减少，因为我们体内大部分的血液都运送到了四肢的肌肉中。而且万一不小心受伤了，体表的血流量减少也会让我们的失血量少一些，以免因失血过多导致有生命危险。

以上这些都是恐惧和焦虑情绪带来的身体反应，只是情绪的强烈程度不同，身体反应的大小也不同。当我们的情绪感受不明显时，身体的反应程度比较小；当我们的情绪感受极度强烈时，身体的反应程度就会变得非常明显。这样的身心联动机制就是为了保护我们在这个世界上安全地存活下去的。所以当我们意识到自我的存在受到威胁的时候，就一定会有这些反应，尤其是核心自我受到威胁的时候，这些反应就会更明显。

强迫症的形成就是因为我们认为核心自我受到了威胁，于是恐惧和焦虑情绪出现以便调动身体做出准备应对危险。不过强迫症的出现和在森林里遇到老虎是截然不同的情况，前者是虚拟的危险、是大脑里的"纸老虎"，而后者是真实的危险，待在原地什么也不做真的会丢掉性命。那为什么在这两种情景下我们的恐惧反应系统都会开启呢？原因就在于只要大脑接收到了危险信号，不管是眼前真的出现老虎，还是认同了强迫观念，认为出现了"纸老虎"，身体都会立即进入战斗／逃跑模式。所以我们的恐惧反应系统并不会分辨危险是真实存在的，还是自己想象出来的，只要它收到危险信号，自然就会做出这样的反应。这就是强迫症出现时我们会有这么明显的恐惧和焦虑情绪的原因。

综上所述，虽然强迫症渲染的可怕后果并不是真实的，或者是明显过度的，但是我们的焦虑和恐惧是真实存在的。那么我们该如何应对这种情绪反应和现实不一致的情况呢？这时我们就要从行为上做出改变了。体悟疗法三原则中的"选择行为"就是在解决这个矛盾。虽然情绪感受是真实的，但是危险却是虚假的，因此我们需要坚定地停止强迫行为，停止防范危险发生的一切仪式化的行为，这样我们大脑中的虚拟警报才能渐渐销声匿迹。而对剩下的恐惧情绪，其实不用刻意做些什么，它会自行消退。

## 情绪的规律

我们在面对危险时就会产生恐惧的情绪，身体随之发生一系列的反应以便做出逃跑或者战斗的准备。这本来是一种保护机制，目的是在遇到真正的危险时尽可能地保障自身的生命安全和繁衍。然而强迫症却钻了个空子，它利用我们头脑中制造的虚拟危险信号引发了我们的恐惧情绪，导致产生了一系列身体反应。对于真实存在的危险，我们积极采取行动来应对是没有问题的，但是对于虚假的危险，实施强迫行为或回避行为就是没有必要的，否则会进一步削弱我们对情绪的接纳能力，并且再一次加强强迫观念中各个概念之间的神经通路，最后导致强迫观念出现得更加频繁。我们在现实当中会遇到以下难题：很多患有强迫症的人担心如果不去实施强迫行为自己就感到很焦虑，这样下去会不会发疯？情绪会不会越来越糟糕、越来越严重，最后自己崩溃了？或者恐惧和焦虑的情绪会不会永远存在，一辈子都无法让自己解脱呢？由于受到这些顾虑的影响，很多人都没有办法停止做强迫行为，只能继续受困于情绪驱动环节中无法自拔。其实我们对情绪发展的这些担心并不符合现实，只要我们了解情绪的自然变化规律，这些难题就能迎刃而解。

恐惧情绪只要没有被人为干扰与刺激，就会呈现出一个山形曲线的发展态势。一开始情绪的攀升是比较快的，所以会迅速达到一个顶峰，然后缓慢地下降，越来越低，直到情绪完全消退。也就是说，正常的情绪有一个升高—下降—消退的过程，就像一个海浪高高地跃起又缓缓地落下，最后化为泡沫消退一样。

当然，情绪的浪潮可能不止一次，如果回头我们又想到了担心的想法，情绪可能会再起波澜，只不过波峰一次比一次小，最终都回归平静了。所以从长远看，一种情绪的正常发展规律就像一个弹起的皮球，只要没有外力的干预，它就会逐渐平息。这样的规律说明什么呢？说明我们既不会因为恐惧情绪而崩溃，也不会一直恐惧下去。因为恐惧情绪不会一直存在，从生理调节机制上看，身体的反应是会慢慢恢复正常的，心脏不会一直狂跳，身体也不会一直出汗，否则就会通过虚脱、晕厥的方式让身体休息。

假设一个人的某位至亲因为交通意外突然去世了，他没有任何的心理准备，一时之间一定会陷入巨大的悲痛之中，内心感觉像是崩溃了一样，只能歇斯底里地大哭。这个时候和他讲人死不能复生、生死离别是人之常情、好好活着才能对得起离世的亲人、节哀顺变等一切安慰开导的话都是没有用的。他就是会忍不住号啕大哭，情绪非常激动。随着时间的流逝，等他哭了几个小时之后，他会身心俱疲，身体达到一个临界状态，他的情绪也会慢慢地平复下来了。第二天、第三天，当他不得不面对亲人离世这个事实的时候还是感到十分悲痛，还是会痛哭不止，但是可能没有那么歇斯底里了。然后一个星期过去了，他还是以泪洗面，只是不会一次哭几个小时了，悲伤的程度有所缓和。这样过了一个月，每当夜深人静或者睹物思人的时候，他还是非常伤心，忍不住落泪，但是状态从号啕大哭变成了低声啜泣。半年后可能他在想到这件事的时候还是会流泪，只是过一会儿他就能慢慢平静下来。几年之后，可能他谈到这件事情的时候，内心感到很遗憾、很不舍，但总体上情绪平稳了下来。

这样一个生活中真实的例子可以说明，就算是一种非常剧烈的情绪，只要不去人为地破坏它，人为地干扰它，它就会自然而然地遵循着山形曲线的规律消散。假如这个人在亲属过世已经三年多的时候，还是每天号啕大哭三四个小时，这种情况就不寻常了，需要心理干预的介入。其他的情绪也是一样的，我们可能今天因为谁怒气冲天、茶饭不思，晚上辗转反侧难以入眠。但是第二天、第三天、第四天过去了，愤怒的情绪就会自行减弱。如果说某个人因为某件事情一直持续生气，三年五载了这个事儿还过不去，并且一想起来就暴跳如雷、气到发抖，那可能是在提示他应该检查是否存在人格障碍了。

正常的情绪发展规律都是这样从高到低然后逐渐消退的，但是强迫症的情绪却被人为干扰，结果越来越糟糕。这就像对一个弹起的皮球加以拍打，它只会弹得更高，怎么会安安静静地滚到一边儿呢？每次强迫症状来临感到恐惧时，我们还没等这种恐惧情绪达到顶峰，就通过强迫行为或者回避行为把它缓解了，下一次又害怕，我们又用行为把它缓解了。越是这样，情绪反弹得越厉害，因为它无法按照一个完整的过程发展和消退，每次都是在中途就被人为地改变了。这样做的结果是我们对情绪越来越害怕，越来越排斥，下一次焦虑的程度会变得更高，而且需要的强迫行为和回避行为也更多了。强迫症情绪的长期发展曲线就变成了一山更比一山高的形状，这就是很多有强迫症的人感到自己越来越焦虑的原因。

既然实施强迫行为和回避行为违背了情绪的自然规律，造成了情绪的逆向升高，我们就需要结合想法不等于事实、强迫观念是虚假空的重要原则，重新选择行为，不再激化情绪的发展，不再为防范虚假的危险而付诸行动。面对焦虑和恐惧情绪，我们可以做些什么呢？答案就是正念地觉察它，完整地经历它，然后它就将回归到正常水平。就像一个被鞭炮声吓哭的孩子一样，只要让他把害怕的情绪哭出来其实就没事了，训斥他胆小不许哭，情绪反而不能得到释放，而且他以后也会更加回避让自己害怕的事物。

我们的焦虑和恐惧情绪也是如此，只要允许和接纳情绪的出现，不去刻意改变什么，下一次恐惧和焦虑情绪就会变得更弱，整体呈现出一个不断减轻的趋势。这个过程就像吸毒和戒毒一样，每次毒瘾犯了就通过吸毒来缓解痛苦，那么毒瘾就会越来越大，需要吸入的毒品剂量也会越来越多，最后完全被毒瘾操控、身不由己。强迫症的发生也是类似的过程，我们的回避行为和强迫行为就相当于"吸毒行为"，只会增强我们对强迫观念的认同，从而导致焦虑的水平越来越高。如果是戒毒，那么就是毒瘾出现的时候，坚决忍住不去吸毒，有的人甚至让人把自己的手脚绑住，嘴巴堵上，只等毒瘾上升到最高峰，身体感到难受的程度也达到了极限，然后它就会慢慢地减退，这一次毒瘾发作就扛过去了。后面不断重复这样的过程，就会发现毒瘾越来越弱了，难受程度越来越低了，到最后就能成功地戒毒了。

强迫症也遵循这个规律，我们现在不去做强迫行为，确实会非常难受、非常焦虑，但这是唯一正确的选择，因为我们心里知道强迫观念是虚假空的、是不合理的、是过度的，而且我们感到的焦虑并不来自于真实的危险。我们只需要觉察情绪，允许自己身体上出现各种各样的感受，让情绪按照它的自然规律变化就可以了。我们并不会崩溃，也不会发疯，负面情绪也不会一直都在。就这样以一种新的应对方式来面对强迫症，停止强迫行为和回避行为，就能感觉到自己的焦虑恐惧情绪减轻了，自己对焦虑也没有那么害怕和抗拒了，因为我们已经切身体会到了情绪是如何从高到低消退的，身体的感受确实会自行变化，我们能感觉到自己变得更加放松和坦然了。

正念练习是一个从易到难、循序渐进的过程，在完成正念躯体扫描的基础上就可以进入正念觉察情绪的练习中了。如果有的朋友发现之前的练习好像总是很难坚持，需要去评估一下九种心理能力的第一种，即好转的决心和意愿，探寻一下练习困难的背后是不是还有什么顾虑或者阻碍导致自己没办法全身心地投入干预强迫症的过程。

这样的核查与梳理过程并不是对自己的审判与指责，而是以事实为基础寻求改变的方向，以便早日下定决心，全力以赴地走出强迫症。正念觉察情绪不同于以往在理性层面或者说在大脑中分析、说服、安慰自己，它的目的是培养我们接纳情绪本来的样子，完完整整地经历它，从而体悟情绪自行变化的自然规律，当面对强迫症引发的焦虑时，能够不慌不忙地、耐心地等待情绪按照自己的规律消失。

## 练习指导语：

1. 坐在一个舒服的位置上，可以在床上、沙发上或者地板上放一个垫子然后坐上去，以你感觉舒服的姿势盘上双腿，双膝尽量往下，调整一下高度直到坐稳、坐舒服了。头颈背竖直在一条直线上，但不要僵直，微微闭上眼睛。感觉一下你的身体，哪里紧张就放松下来。保持一种放松、舒服、坚定、清醒又有尊严的姿态。花点时间来觉知你的呼吸。

2. 当你的心绪相对稳定的时候，释放你对呼吸的觉知，然后去想象一个可以引起你中等程度焦虑的想法、冲动或画面。

3. 当你开始感觉到焦虑的时候，你也许会发现有一种无形的力量开始出来阻挠你，拉着你不让你去想那些会让自己感到焦虑的想法、冲动或画面，这是很正常的，只是这时请注意不要被这股力量所控制，然后继续想象那个能引起你中等程度焦虑的想法、冲动或画面。不要逃避你的焦虑。当你觉得自己的焦虑水平已经达到顶点时，给自己的焦虑打分（0–10），并对这种焦虑的愿意经历指数打分（1–7）。

4. 然后觉知你的想法、冲动或画面，复述它，并给它贴上标签。

5. 接下来快速地觉知一下你的身体，就像身体扫描练习那样，觉知你的整个身体看看有什么感受，特别是头部、喉咙、胸口、腹部、胃部等。然后将你的焦虑具体化为一个象征物，依次从以下几个方面去描述它：它在哪里？它是什么形状的？它是什么颜色的？它有多重？它摸起来像是什么质地的？它闻起来是什么味的？要将这个象征物描述得非常清晰具体。

6. 想一个可以把这个象征物装起来的容器。这个容器具体是什么？什么形状的？什么颜色的？什么材质的？有多厚？有多重？是如何封口的？要将这个容器想象得非常清晰具体。

7. 找一个你觉得合适的工具，以你觉得合适的方式把象征物和容器内外都清理干净。

8. 然后把那个象征物从你的身体里拿出来放进容器里，如果需要可以在容器里放一些填充物，以使那个象征物放得稳妥一些，直到你觉得满意为止。然后把容器的口封好，你可以用绳子系紧，或者锁上，或者用塑料胶带缠上，或者其他你觉得合适的方法，直到完全密封好为止。

9. 把容器移到你的正前方 1 米远的地方，3 米远的地方，1 米远的地方，如此反复移动 2 次。

10. 把容器移到你的正前方 5 米远的地方，10 米远的地方，5 米，10 米，20 米，30 米，20 米，10 米，1 米。反复移动 10 次，感觉一下这个容器在多远的地方就只能视作一个小黑点了，再远就完全看不见了，把容器放到那个地方。

11. 在可见范围之外继续向远处移动容器，移动到无限远，使容器完全消失在你的视野。

12. 在无限远处停留 1—3 分钟，体会宁静、放松、空。

13. 当你感觉可以了，就睁开眼睛结束这个练习。①

刚开始练习的时候可能会有一些困难，因为我们不太习惯用这种方式，所以即便只能从一两个方面具象化也没关系，多尝试一段时间，慢慢地就会有更多的体验。曾经有位来访者在练习了几个月后才产生了情绪的具象化，这说明只要不放弃，变化的契机就会出现。

当然，大部分人在练习初期就能大体上将焦虑情绪具象化。所谓熟能生巧，先不问结果，带着初心去体验情绪的样子就可以了。情绪的具象化在我国的语言体系里面是非常常见的，所以并不是太难做到。比如说"怒火中烧"就是愤怒情绪的具象化表达，它的含义是愤怒的情绪堵在胸口的位置，就像一团燃烧的红色火焰，这样一来情绪的位置、颜色、形状都已经找到了。练习中我们还可以问问自己这团火焰有多重、多大，触感是什么样的。我们可能觉察一会儿就能体验到愤怒的情绪像是一个足球那么大，有十几斤重，表面非常烫。

同样，看到"如鲠在喉"这个成语，我们就能知道这种情绪卡在喉咙这个部位了。那它是什么形状呢？像一根鱼刺一样。再觉察一下它有多粗？有多重？是什么颜色的？比如说这根鱼刺有 3 毫米长，有一根羽毛那么重，是白色的，摸上去有点凉凉的。情绪的具象化是一个顺其自然的过程，没有标准答案，没有对错之分，即便观察的都是焦虑情绪，每个人具象化的样子也不同。只要能够将情绪具象化，然后进行包装和转移就可以了。这个练习借鉴并且整合了刘天君教授的移空技术，所以觉察情绪的过程中会有操控情绪的一部分，目的是提高我们经历情绪的能力。

---

① 以上指导语整合了刘天君教授的移空技术。

## 愿意经历的能力

体悟疗法三原则中的第三点是"经历情绪"，意思就是我们需要觉察自己的情绪，从逃离情绪、消除情绪变为和情绪共存，愿意经历情绪及其所带来的各种身体感受。正念觉察情绪的切入点是我们的身体感受，通过与身体感受建立联结，我们就能培养和提高愿意经历的能力，练习中以愿意经历指数作为一个指标来衡量我们的练习是否有效。正念觉察情绪的练习目的并不是以此来降低情绪，我们要对练习有一个合理的预期。当然，很多时候焦虑的降低和对焦虑的接纳指数的提高会同时发生，焦虑情绪因为被正视、被接纳、被允许而得以顺其自然地消退，所以我们的愿意经历指数就提高了。

也有一些情况是情绪短期内并没有明显变化，但是通过正念觉察情绪我们能够提高自己的愿意经历指数。这样一来我们就能更加主动地停止强迫行为，选择那些符合自己价值观的、真正能够给自己带来成就感的行为了。即便练习结束后发现焦虑情绪还在也不代表练习失败了，而是要多多关注愿意经历指数的变化。它代表着我们现在是不是愿意经历这种情绪了，是不是可以不受这种情绪的干扰了。

强迫症的发展过程中会出现一种现象，这也是很多迫友的亲身经历，那就是一个强迫症状还没好就又冒出一个新的症状，所以总感觉焦虑情绪是一波未平一波又起，根本原因还是我们害怕焦虑、逃避焦虑。正念觉察情绪恰恰就是着重于提高我们对情绪的愿意经历指数的，不管具体症状是什么，我们一定要知道恐惧的本质是一样的。所以不管是猫猫狗狗引起我们的恐惧，还是红色引起我们的恐惧；不管是垃圾桶引起我们的恐惧，还是门没锁好的想法引起我们的恐惧；不管是怀疑自己变成同性恋引发的恐惧，还是不吉利的数字带来的恐惧，它们本质上都是一样的，唯一不同的就是刺激对象有差别而已。

比如，一个人既害怕在公共场合感染艾滋病，又担心自己失控在公共场合骂人，他体验到的恐惧情绪引发的症状其实是一样的，都是感到胸闷和头胀、心跳加快、手脚发抖，只不过导致他恐惧的触发因素不同而已。如果我们整天想着一一去解决这些触发因素，努力让自己不再害怕公共厕所，或者让自己不再害怕去超市或其他人多的地方等，这就会变成一个非常浩大的工程，因为强迫症的触发因素很多。有些总是怀疑有脏东西粘到身上的强迫症患者，可能对所有疑似红色、黄色、白色、黑色的东西都非常敏感，所以解决起来就会非常麻烦和耗时。有的来访者列出的暴露项目多达二百多个，如果一个一个地练习，每个项目练习一周，就算过程很顺利也需要好几年才能完成，这个时间线拉得非常长，很容易让人打退堂鼓。

所以体悟疗法里的暴露和传统的认知行为疗法里暴露不同的一点就在这儿——不是逐个对诱发因素进行暴露，而是解除我们对害怕的害怕、对焦虑的焦虑，也就是在我们恐惧焦虑的时候能够对情绪本身不起反应，愿意去觉知它、经历它，让它按照自己的规律消失就可以了。我们并不需要对每一个情景引发的焦虑情绪都去习惯化，而是对同一等级的焦虑做到接纳就可以继续向前推进了。

焦虑也好，恐惧也罢，它们都是人类心理世界中的一员，和愉悦的情绪体验一样，总是会不断出现的，逃避不是真正的解决办法，只有提高自己经历焦虑的能力，那才是真的无所畏惧。

强迫症的二阶段模型中阐释了强迫行为和恐惧的关系，因为不愿意经历恐惧的感受，所以我们才主动实施了强迫行为和回避行为；而恐惧的迅速减轻则反过来强化了强迫行为和回避行为。所以打破情绪驱动的关键点就在于我们自身能够承载恐惧，能够提供足够的心理空间让恐惧情绪的浪潮自行消退。

正念觉察情绪通过将我们的注意力放在情绪带来的身体感受上，为我们提高接纳恐惧的能力提供了一个落脚点，为停止强迫行为和回避行为创造了一种可能性。有些尝试自助却收效甚微的强迫症患者，就是因为找不到方法去接纳焦虑，所以才在暴露练习中屡战屡败。不管我们的强迫症是由什么因素引发的，只要从现在起能够愿意经历自己的焦虑情绪，那么我们就可以不做强迫行为和回避行为了。

我们干预强迫症的切入点不是消除强迫观念和恐惧情绪，而是锻炼自己对想法和情绪不排斥、不解决的态度与能力，只要顺其自然，不去刺激它们，强行消除它们，那么强迫模式就会慢慢终止。如果我们的强迫症表现为不同的类型，比如既有怕脏的清洗型症状，也有对称整齐型和穷思竭虑型的症状，那么在正念觉察情绪的过程中，就可以发现焦虑的本质并没有什么不同，都是对某些身体感受的接纳过程。

只要能够做到愿意带着这些并不舒服的身体感受去生活，该做什么就去做什么，接受它带来的各种影响，我们就超越了焦虑，不再被它驱使。如果没有对情绪的觉察，那么情绪就很大，我们就很小，那种感觉就是我们被焦虑和恐惧包围着、裹挟着，它们从四面八方涌来将我们湮没；但是随着正念觉察情绪练习的不断深入，我们可以体验到的是情绪很小，而我们很大，在这种情绪的周围是一种无边的宁静，这和前面那种感觉是完全不同的。

## 如何破解"知道但却做不到"

强迫症的干预是一定要改变与焦虑情绪的关系的，否则很容易陷入一种什么道理都知道但就是做不到的局面中。很多时候我们无法走出强迫症的原因就在于一旦面临真实的情绪反应就会觉得大脑一片空白，往常的理性思维消失了，我们再次被强迫观念牵着鼻子走，不得不反复实施强迫行为和回避行为来消除危险、逃离焦虑。

我们需要正视一个问题，那就是情绪和认知是相互影响的，一方面情绪来源于个体对环境事件、生理状态是否满足自身需要的认知评价；另一方面我们对事物的认知判断又会引发不同的情绪反应。比如，我们上下班的路上都要走过一个街心花园，早上因为有很多人在锻炼身体，所以我们从来不担心这里隐藏着什么坏人来伤害自己。但是晚上加班到很晚回来，夜深人静了，街心花园里空无一人的时候，我们的内心就会产生恐惧害怕的情绪，这个时候原来的认知就不管用了。我们很可能会担心万一有坏人藏在里面伺机出来伤人怎么办。这就是在特定的情境和情绪状态下，我们的认知也会发生相应的变化。

强迫症也是这样，平时没有强迫症状的时候我们知道摸了门把手没有什么危险，也不需要马上去洗手。一旦遇到了我们害怕的情境，我们的大脑就会自动冒出强迫观念，我们的认知就会开始动摇了。在这种情况下，如何才能最大限度地减少情绪对认知的影响，避免被强迫观念再次卷跑呢？

一个有效的方法是在我们平时清醒的状态下，将自己对强迫观念的正确评价写在一个卡片上，或者记录在手机上，形成一个个性化的情绪应对卡。当我们处在明显的焦虑和恐惧中的时候，我们往往很难想起这些正确的认知，或者就算想起来了，我们也变得不太相信它们了。所以尝试在没有强迫症状的时候将正确的认知以及自己应该采取的恰当的行为写在应对卡上，就能在强迫症状来临时帮助自己找回正确的方向，及时从强迫症这辆"小黑车"上跳下来，回到自己当下的生活中。举个例子，有一位强迫症患者总是怀疑自己会往别人的杯子里放脏东西，但是当他实施完强迫行为、缓解了焦虑情绪后又觉得自己其实应该不会这样做。因此，他可以把自己不可能故意往别人杯子里放脏东西的正确认知写下来，并且注明不需要回忆和确认，也不需要调看监控录像，只需要继续为所当为就可以了。接下来，就是在遭遇强迫症的时候，坚定地相信自己写下的内容，帮助自己从强迫症的心理模式中走出来。

# 第十三章
# 建立暴露练习计划表

　　一个完整的强迫症干预体系需要满足三个条件，即看清想法、选择行为、经历情绪。我们已经明确了强迫观念的来源以及为什么对强迫观念产生想法认同，了解到情绪的基本规律以及选择符合自己价值观的行为才能走出强迫症编导的"恐怖电影"。如果我们能够按照正念练习的要求，每天都能拿出一小时左右的时间练习八段锦、觉察呼吸、觉察想法、躯体扫描以及觉察情绪，那么相信此刻我们已然具备了一定的心理能力去改变自己的强迫模式，有的人可能会发现自己可以在一些轻度焦虑的场景中停止强迫行为了。

　　为了进一步扩大强迫症的干预效果，我们还需要进行更多专门的、刻意的练习。有步骤、有计划地进行暴露练习将会帮助我们更加有效地消除强迫行为和回避行为。《礼记·中庸》里有句话叫"凡事豫则立，不豫则废"，说的就是做事之前得有准备，才能事半功倍。因此我们可以针对具体的暴露练习拟订一个计划表，这就相当于上学的时候要有一张课程表一样，这样我们就知道什么时间上什么课，并提前做好预习。"暴露练习计划表"如表 13-1所示。

表 13-1　暴露练习计划表

| 时间 | 靶症状 | 焦虑水平 | 目标 |
|------|--------|----------|------|
|  |  |  |  |
|  |  |  |  |
|  |  |  |  |
|  |  |  |  |
|  |  |  |  |
|  |  |  |  |
|  |  |  |  |
|  |  |  |  |
|  |  |  |  |
|  |  |  |  |

　　首先，我们需要把自己的强迫症状一一列举出来，比如睡前反复检查煤气，反复检查水龙头和门锁，下班时反复检查电灯开关，发邮件时反复检查收件人姓名，等等。然后给每个症状的焦虑水平进行评分，可以用 0—100 评分，也可以用 0—10 评分，一般分为 10 个等级。这个分数是指当强迫观念出现但是却不能做强迫行为和回避行为时，焦虑是多少分。如果睡前担心煤气没有关好但是不允许自己去检查确认，也不能在头脑中回忆或者让家人帮忙检查，这种情况下焦虑是多少分。再比如，晾衣服的时候手碰到了阳台的门，现在不允许自己重新洗手了，而且得继续完成晾衣服的任务，这种情况下焦虑是多少分。总之，当我们面对强迫观念却不能做任何强迫行为和回避行为，而且需要继续正常做事的时候，自己的焦虑分数是多少。假设我们从 0 到 10 来打分，0 分就是一点都不焦虑，10 分是自己有史以来最严重的焦虑。那么先看看自己列出的强迫症状中有哪些可以评估为 10 分，哪些症状可以评估为中等焦虑，即 5 分的水平，哪些症状焦虑程度较低，只有 1 分。

　　我们在找到这三个参照点后，就可以评估自己的其他强迫症状是在什么焦虑水平了。最后按照焦虑水平从低到高的顺序，将强迫症状（靶症状）填写进"暴露练习计划表"中。对焦虑情绪的评分没有标准答案，每个人的感受是独特的，同样是 8 分的焦虑，放到不同的个体身上程度就不一样了。只要这个评估分数是内在一致的就可以，也就是说只要我们自己感觉七分的焦虑要比六分的焦虑严重一些，比八分的焦虑轻一些就可以了。

暴露练习有两种开始方式，第一种是从焦虑等级为中等的症状开始。比如，我们列出的强迫症状是从 1 分的焦虑到 10 分的焦虑，就可以从 4 分焦虑的强迫症状开始练习。如果觉得 4 分还是很有难度，目前的信心还不够，那可以从 3 分的焦虑程度开始。如果说 4 分焦虑的强迫症状并不难克服，对自己没有什么挑战性，可以比较轻松地停止强迫行为，那就可以从 5 分水平的焦虑症状开始。

另外一种暴露练习的方式是从自己目前最迫切需要改变的症状开始。比如，患有检查型强迫症的朋友总是怀疑自己离开办公室的时候没有关好门窗，所以要反复检查确认；早上离开家时要检查家里的水、电、煤气、门窗等是否已经关好；然后晚上睡觉前还要从头到尾检查一遍。如果我们认为早上出门的一系列检查特别耽误时间，总是导致自己迟到扣工资，而且一路上开车着急增加交通风险，所以最想先解决这一组强迫症状，那我们就可以将其打包，优先练习。可能有的患有强迫症的人出门的压力并不大，因为白天家里有人在，所以不怎么担心。

但是睡前的各种检查特别耗时，往往使他们焦虑得难以入睡，经常导致自己第二天起来头昏脑涨、精力不济，所以睡前的这一组强迫症状就是最急需解决的问题，那么就可以从这里入手。具体情况可以根据每个人的现实状况来决定和调整，不论如何选择，还应遵循从低到高、从易到难的顺序来练习。

我们接下来要做的就是明确目标，针对每一项强迫症状制定一个符合自己期待的新的应对方式，而且在以后的生活中我们都需要这样去做。目标可以是完全停止做强迫行为，或者是将其频率减少到合适的程度，还有就是不再回避某些事物和场景，可以承担起自己的责任，做自己该做的事情。比如，想要改变出门总是反复检查门锁的症状，目标就是出门的时候锁一遍门就可以离开了，这是一种情况。还有的人可能觉得锁门需要稍微谨慎一点，因此目标定为锁一遍之后用手推一下就可以了。即使是在同样的情境下，每个人的目标是不尽相同的。再比如，回家必须先洗手消毒这件事情，有的人将目标定为简单冲洗一下就可以；有的人将目标定为用洗手液洗一遍；还有的人将目标定为不洗手，只在吃饭前洗手就可以了。

这些目标没有好坏对错之分，只要符合自己的需求、不会带来痛苦就可以了。如果自己无法确定目标应该是什么，可以和家人商量一下，看看家人在面对同样的情境时是怎么做的，以及他们觉得我们怎么做，他们是可以接受的。也可以参照自己以前没有强迫症的时候，或生活中的其他朋友、同事、同学的做法来制定自己的目标。不用太担心目标是错的，不要害怕摸索和尝试，因为目标并不是固定不变的，任何时候我们想到了更合理的做法都可以做出调整。我们将所有的目标制定好之后，暴露练习的起点和终点就明确下来了，也为今后的努力指明了方向。

最后我们需要给自己克服强迫症状设立一个总体的时间限制，即我们想给自己多少时间解决这些问题。看到自己整理出的这些症状，认为需要三个月的时间来解决问题，那就意味着总体练习时长是 12 周。如果说三个月的时间太短了，中间可能有其他事情会耽搁，希望在半年内解决问题，那么练习的总时长就是 25 个星期左右。有些有强迫症的人可能非常迫切地想要尽快克服强迫症状好参加考试、出国留学或者结婚生子等，他们的决心和动力都非常强烈，可能会把总时长控制在一个月内，这就意味着要在 4 周内完成所有暴露练习。设定好总体的时间限制后，我们就知道每个星期应该解决多少问题了。比如，我们将所有的强迫症状（靶症状）排列出来一共是 30 项，计划时间是 10 个星期完成练习，那么每个星期就要解决 3 项。在表格的第一列就写第几周，从几月几号到几月几号。比如，第一周，8 月 1 号到 8 月 7 号；第二周，8 月 8 号到 8 月 15 号。直到最后将每周需要克服的强迫症状全部分配好。

有些选择自助的强迫症患者可能已经在着手制订暴露练习计划并一步一个脚印地去实践了；还有一部分朋友可能有些犹豫，认为不需要系统的计划，遇到症状的时候注意就好了。这样的做法往往会导致事倍功半，通常很难使患者真正做到停止自己的强迫行为。如果我们不想进行刻意的练习，那可能需要评估一下是不是有阻碍强迫症好转的想法在作怪，毕竟强迫症总是会费尽心思找各种理由阻止我们康复；另外就是重新评估一下前面介绍的九种心理能力中的第一种能力，即决心和意愿，看看是否存在一些隐蔽的压力。

如果我们已经准备好按照"暴露练习计划表"展开具体的练习了，无论面对什么类型的强迫症状，练习的过程都是大同小异的。首先是要主动地让自己暴露在那个能够触发强迫行为的情境当中，先不要着急去做强迫行为和回避行为。然后先觉察一下自己的强迫观念并贴上标签，接下来正念觉察情绪，将注意力放在情绪引发的身体感受上。通过将情绪具象化并进行一系列操控的方式来经历焦虑，直到自己的接纳水平达到 4 分及以上，也就是说虽然情绪的影响还在，但是我们可以带着情绪去生活，去做自己该做的事情了。比如，第一周的第一个练习项目是锁门后反复检查三遍，目标是变为锁门后只推一次门就下楼，那我们就需要每天至少刻意练习 3 次。每次都是自己一个人将房门锁好后只推一次就下楼，然后就可以觉察想法并且贴标签，找一个合适的地方正念觉察情绪直到可以接纳它为止。或者该上班的就去上班，该上学的就去上学，直接进入为所当为的环节那就更好了。

这样按照自己分配好的时间，每周完成一定量的练习项目，我们就像登山运动员一步一步向山顶攀爬一样，不断提升自己对焦虑情绪的经历能力以及注意力回到当下的能力等，就算再次面对强迫症的挑衅，也能泰然自若地与之相处，不慌不忙地继续走在追求自己的人生价值观的道路上。

# 第三部分

## 战胜十种典型强迫症

# 第十四章
## 战胜清洗类强迫症

　　清洗型强迫症的触发场景或者刺激物有很多，第一种常见的刺激物是人体或动物的排泄物和分泌物，包括大小便、血液、唾液、汗液、鼻涕、痰、精液等，有的也会对头发或者动物毛发感到特别害怕。另外，还有一些类似红色、黏稠的、油腻的或湿漉漉的、黏糊糊的东西也会引起患者的恐惧焦虑。第二种是生活中常见的一些不可或缺的器具，比如说垃圾桶、马桶、拖把、扫帚、抹布、针头等。第三种是动物和寄生虫，比如说猫、狗、老鼠、蝙蝠、鸡、鸭以及各种昆虫等。第四种是特定场所，包括医院、公共厕所、商场、公交车、出租车或者是采血车等。第五种是可能患有重病或从事某种特殊职业的人，比如癌症病人、乙肝病人、艾滋病病人、性工作者等。第六种是一些有害物质，比如说农药、放射性物质、汞（水银）、镉、铅、铬以及类金属砷等，也有可能是一种未知的但却有害的物质或微粒。第七种是由之前的刺激物衍生出来的对象，有的会害怕某些字词，像"癌症""艾滋病""车祸"等；也有的会害怕一些声音，比如说听到人咳嗽的声音、吐痰的声音、冲马桶的声音等。

　　面对这些触发情境，清洗型强迫症患者一般会出现两种强迫观念。一种是害怕传染疾病，包括担心自己不小心感染上严重的疾病以及担心自己把疾病传染给家人。这种强迫观念的核心恐惧是自己和家人的健康会受到威胁。另一种是不怕生病，仅仅就是觉得很脏、很恶心、无法忍受。比如，上完厕所就觉得手很脏，或者看到自己身上有一根别人的头发就觉得浑身都被污染了。这种强迫观念的核心恐惧是自己的干净状态或完美状态会发生变化。相应的强迫行为包括洗手、洗澡、洗衣服、洗床单、用酒精或消毒液清洁、扔掉衣服和鞋子；检查自己的身体或物品是否干净；回忆和分析有没有碰到脏东西；反复询问别人以确认自己没有被"污染"。回避接触任何自认为脏的或有病菌的物品、场所、人、动物等。

　　针对清洗型强迫症，练习的时候就是让自己处在一个容易引发焦虑的情境当中，停止强迫行为和回避行为，觉察想法和情绪，可以的话直接为所当为就更好了。比如，我们在马路上看见一个垃圾桶就害怕自己碰到了它，手碰到了脏东西，所以总是绕道走，那么训练的时候我们就需要找一个垃圾桶，并刻意地从它旁边经过。

　　这个过程可以是循序渐进的，我们先从离这个垃圾桶 5 米的地方正常地走过，然后减少到离垃圾桶 4 米、3 米、2 米、1 米、50 厘米、20 厘米……假如我们的练习目标是距离垃圾桶 10 厘米正常走过，不需要洗手、洗澡、洗衣服，继续用手接触手机、耳机、书包、电脑等，就反复练习直到可以实现自己的目标为止。如果我们的目标是不但能够正常走过垃圾桶，而且能拿着一袋垃圾放到垃圾桶里去，同样回到家不洗衣服、不洗澡，只是用清水洗一下手，那就可以在扔完垃圾后逐步减少清洗的步骤和时长，直到最后简单冲洗一遍即可。

　　我们从以上例子可以看出，停止强迫行为和回避行为是干预强迫症必不可少的环节，每个人可以按照自己的计划有步骤地改变，最终我们所获得的回报一定是令人欣喜不已的。

古人云："授人以鱼不如授人以渔。"对于干预强迫症而言，体悟疗法的三原则——看清想法、选择行为、经历情绪就是"渔"。只要我们能够理解在具体的干预过程中如何运用这三句话，就能够总结经验，举一反三，应对不同情境下的强迫症状，从而帮助自己真正解决强迫症。还是以经过垃圾桶这个症状为例，当我们从离垃圾桶 20 厘米远的地方走过时，我们的大脑中会立即冒出一个怀疑的念头说："我刚才可能碰着垃圾桶了，万一沾上了什么病毒细菌我就会生病。"首先我们要觉察到这个想法的出现，并且将之前在正念练习中找到的合适的标签用上，比如"无中生有""胡思乱想""小广告"等。如果之前没有贴过标签，或者现场的练习感觉不一样了，那么可以重新贴标签，这样做的目的是看清强迫观念的真面目。

对于清洗型强迫症而言，经常会出现那种害怕得病的强迫观念，如果不是碰到马桶了，是不是碰到猫、狗了，是不是碰到了疑似血液的东西……总之都是怀疑自己一不小心感染上严重的疾病。所以这个时候我们需要发挥看清想法的能力，明白这是因为自己太在意健康了所以才会过度敏感、过度担忧。这些强迫观念就是强迫症抛出来的引诱我们上当的虚假信息，我们不用去理会，也不用去解决。需要注意的一点是如果我们还是认同强迫观念所说的内容，觉得某些情况确实可能存在危险，然后从理论上一层一层地分析下去，那就正中了强迫症的下怀，到最后再次掉进强迫症的无底洞里，永远没办法过上正常的生活。

从逻辑上说，有些强迫观念是有一定道理的，谁也无法从逻辑上彻底驳倒强迫观念，而且我们一旦去处理和解决，其实就已经入了强迫症的局，难以抽身了。相比较而言，普通人对此类想法的反应就是不在意，不会选择以此作为生活的主题，他们允许风险和不确定、不完美的存在。基于之前我们对强迫观念的了解，每当它们出现时，我们就要觉察到这是强迫症出现的征兆，这些想法也好、冲动也好都是不需要解决和处理的，我们需要停止纯逻辑推理，我们真正要做的是觉察到它，给它贴上一个标签，然后把它放在那里就好了。

另外一类强迫观念和疾病关系不大，但就是觉得脏。比如，一个患有强迫症的人总是觉得碰了公厕的冲水按钮手就变脏了，因为上面很有可能残留着大小便，谁能说它们不脏呢？这个想法本身是没什么问题的，毕竟我们对什么是干净卫生的基本认识应该是差不多的。但是到底哪里出了问题我们才变得有强迫症状了呢？单纯怕脏的强迫症背后有一个隐形的想法是"我绝对不能碰到脏东西，如果碰到了就必须彻底清洗干净"，这个想法有问题，才导致我们陷入一系列的回避或清洗行为中。正常来讲，我们所有人都认为大小便是脏的，但是普通人并没有整天想着绝对不能碰到脏东西，如果碰到就必须进行大量的、长时间的清洗。

由此可以看出，强迫与非强迫的差别不是你有这个想法而我没有，而是态度和规则不同。普通人就算碰了脏的东西，最多也就是冲洗一下，除非遇到特别危险的情况，那就需要去正规医院处理了，他们会视情况而定，随机应变就好。而有强迫症的人则会以一种僵化的模式来应对可能碰到的脏东西，"必须""一定""应该""绝对"等词语会经常出现在强迫观念中。如果想要打破强迫循环，让自己面对脏东西时能变得更包容才是一个最有效的解决办法。在这个"绝对不能有一点污渍，必须洗干净"的想法产生之后，我们需要保持清醒，给它贴上一个"绝对化""紧箍咒"或"过度追求"的标签，不再跟随想法去行动。还要注意有一个最典型的强迫观念是明明没事却总怀疑自己可能碰到了什么脏东西，对此我们也是需要及时贴标签的。我们要学习区分想法和事实，学着相信自己的第一反应，而且就算真的碰到了，也只需要以正常的方式去清洁。

在我们完成第一步看清想法之后，就需要选择行为了。在清洗型强迫症当中，有两种行为是我们必须要选择的：第一种是去触碰或者接近那个自己认为脏的东西，比如说接近垃圾桶；第二种是停止强迫行为并且继续为所当为，不回避、不拖延。也就是说，我们要在不进行清洗的情况下去碰那些干净的东西，比如自己的脸、头发、床单、枕头、被子、手机、电脑等。

带着已经被"污染"的状态继续做该做的事情是非常重要的环节，很多自助干预强迫症的人之所以收效甚微，可能就是因为无法做到这一点。在咨询中也会出现这样的情况，即来访者认为自己可以暴露在那个原来恐惧和回避的对象面前，也能坚持住不去洗手，但是做完这一切后却变成了一个"木头人"，什么也不敢碰，什么也不能做，直到找到一个合适的理由去重新洗手，比如到时间吃饭了，饭前要洗手，才能重新恢复双手的功能。所以为了真正消除强迫症对我们的控制，就需要改变自己对绝对健康和绝对干净／完美这几个核心自我的过度保护，试着在一定程度的"污染状态"下生活，和周围的亲人朋友一样，我们并不会因此就面临更大的风险。

在完成以上两种行为之后，我们会感觉到明显的焦虑，因为在此之前我们总是竭尽全力保护自己的健康或者保持绝对清洁和让一切都看似完美。我们现在需要的就是经历情绪。随着练习的推进，很多强迫症状已经大幅度减轻了，我们也不用在每次暴露练习中都观察情绪，如果能够直接带着焦虑去做事，那就进一步实现了从强迫模式切换到当下模式的转变，说明我们对离开强迫症的循环模式越来越熟练、越来越自然了。总之，愿意经历焦虑的内涵不仅仅是接纳情绪的出现，而且包括带着情绪去生活并且接纳它的影响。

强迫症的干预没有捷径可以走，我们需要脚踏实地地按照自己的练习计划，每天留出专门的时间来进行练习。一般来说第一次练习是最困难的，难点并不在于项目本身，而在于我们的畏难情绪，所以只要能够突破这第一次，后面就会越做越轻松。有些来访者在第一次挑战的时候就发现自己的焦虑水平其实没有预计得那么高，只要稍加努力，强迫行为就能停止了。因此我们只要做好破釜沉舟的心理准备，强迫症就拿我们没办法了。

# 第十五章
## 战胜检查类强迫症

　　检查型强迫症的触发场景比较宽泛，常见的有以下几种。第一种情况是遇到关门、关窗、关灯、关煤气、关热水器、关水龙头、关电脑、关网页、关软件等情境时，会怀疑自己没有关好从而留下安全隐患，还有一部分人会怀疑自己关好之后不小心又打开了。第二种情况是从一个地方离开的时候特别容易怀疑自己丢了东西，比如说从学校放学回家的时候，从公司下班回家的时候，从车上、地铁上站起来离开的时候，或者是从酒店、饭店、书店、超市等地方离开时，总是怀疑自己丢了什么东西。第三种情况是怀疑自己做错了什么事情，包括担心自己说了不该说的话或者没听清别人说的话；在文件上签错名字；将邮件发错地址；没有保留文件；打开的文件不是自己需要的那个；在试卷上写错学号、选错答案；背单词或阅读文章的时候没记住、没理解；付钱的时候输错了金额；转账的时候输错了账户，等等。第四种情况是和某些特定职业有关，比如说有些医务工作者会担心自己没有看清楚检查报告，没有数清楚手术所需的器具，漏填了重要表格等。有些在银行或金融行业工作的人，则总是担心账务出错，造成财产损失甚至要承担法律责任。第五种情况是怀疑自己在不自知的情况下做了某种可怕的事情，比如在公共场合做出一些不雅的动作；开车的时候撞了人却没发现；走路的时候推倒了老人或孩子；偷拿了别人的东西等。

检查型强迫症的强迫观念就是不确定自己是不是做错了什么，从而导致自己和别人面临安全隐患，导致财产损失，小则丢面子、被嘲笑、被训斥；大则前途尽毁、倾家荡产、家破人亡甚至面临牢狱之灾等。这类强迫观念的特点要么是夸大风险，把一件平常的事情想得特别可怕，比如不小心丢了钥匙就担心家里会被偷个精光，甚至坏人起了歹心，将家人全部害死；要么是过度揽责，认为自己要为不好的事情承担所有的责任，比如认为工作上的一个失误完全是因为自己没理解对方的意图导致的；要么是完全无中生有，用根本不可能发生的事情来引起自己的焦虑，比如说自己做了什么违背主观意志的事情却完全不记得。为了达到所谓"防患于未然"的目的，检查型强迫症的常见行为反应就是反复检查、反复核对、反复询问，在大脑里回忆和分析，录音、录像、拍照核查以及回避以上情境，有什么事情让别人代劳，这样就不用面对可能出现的强迫症了。

检查型强迫症的干预仍然需要我们制订一个详细的练习计划去执行，这个过程仍然贯穿着体悟疗法的三原则——看清想法、选择行为、经历情绪。当我们处在强迫的情境中时，面对脑海中冒出来强迫观念，我们首先需要做的就是觉察这个想法，看清它的本质，给它贴上标签，不再跟随强迫观念去解决所谓的危险，消除所谓的错误。比如，当我们担心"门没有锁好""这道题好像算错了""可能丢了什么东西""可能账户输错了"等情况时，我们需要保持觉知，给这些想法贴上合适的标签，它们仅仅是想法，并不是事实。这些想法并不是对客观事实的真实反映，而是因为我们太看重某些核心自我了，再加上一些特殊的经历，才会冒出这样的想法。在现实生活中，我们也已经检查和确认过成千上万次了，我们也根本没有遇到过那些可怕的后果。我们需要学会从经验中反思，看清楚这些想法只是自己的过度担心而已，事实上我们并不需要这么在意，我们的生活中并没有那么多的危险和失误，我们完全可以像周围的人那样简单快乐地生活。

我们在停止对强迫观念的认同后，需要有意识地、主动地减少或延迟强迫行为，直到可以完全停止做强迫行为和回避行为为止。我们已经知道强迫行为是维持强迫症运转的重要因素，只要停止做所有的检查确认行为，包括停止大脑中的回忆和分析就可以达到釜底抽薪的效果。如果强迫观念总是得不到回应，那么大脑就会自动将它列为不重要的信息，它就会逐渐失去影响力。最后我们需要面临的挑战就是带着焦虑和恐惧情绪去做自己该做的事情。

哪怕一开始的时候效率很低，也要继续坚持，因为经历不完美的状态本身也是在破除强迫症对我们的束缚。毕竟从高效率到低效率是一种波动变化，我们缺乏的正是接纳变化的能力。经历情绪的过程也可以通过正念练习来完成，可以从中等焦虑的项目开始改变，提升自己愿意经历的能力。

具体应该怎样进行暴露练习呢？以检查型强迫症中最经典的症状为例，比如说每次出门总是担心自己没有锁好门，那么我们就需要主动创造机会练习离开家时锁门但是不检查。练习之前我们需要将全部的强迫行为和回避行为都找出来。有的虽然不会反复锁门或反复盯着门看，但是会回忆自己锁门的过程，不要遗漏这个隐形的强迫行为，否则可能会导致暴露练习的失败。有的朋友每天早晨上班的时候可以练习一次，晚上吃好饭出去散步时可以再练习一次。

我们需要注意练习的目标和现有强迫行为之间的差距，根据该症状的焦虑程度，我们可以一次性做到不检查，也可以分两步或三步走，逐步减少检查确认的行为。在我们离开家锁好门之后，按照计划做，或者只检查一遍，或者完全不检查就离开。如果大脑中又冒出怀疑的想法，就复述一遍并且贴上标签，将注意力放在接下来走路的动作和感受上。带着焦虑去生活，慢慢地我们就能更容易接纳焦虑情绪，更愿意与其和平共处。

有害怕丢东西的症状的人也可以这样练习。首先是出门带上自己常用的物品，停止回避。可以把手机、钥匙、公交卡、身份证、零钱等放在衣服口袋里或者装进背包里带走。接着是找一个公园的椅子或者餐厅、商场的休息区等在那里坐一会儿，把随身携带的东西逐个拿出来再装回去。然后我们不要做任何检查行为，不回头、不回忆，站起来就离开此地。可能有的人是在离开单位或者离开教室的时候发生强迫，那么他们可以以此为练习的契机。这时他们的大脑里一般会冒出一个想法——"刚才好像有东西丢了"，当我们觉察到它的时候，就给它贴上一个"强迫症""胡思乱想"或者"混淆视听"等的标签。我们需要知道这就是一个强迫症的想法，是一种利用我们过度寻求安全感和确定感的心理来试图操控我们的想法，而不要让自己再一次变成想法的"小跟班"。

如果我们的正念练习做得比较到位，那么我们对焦虑恐惧的接纳能力就会不断提升，就能更加轻松自然地将注意力拉回当下该做的事情上了。如果前面的正念练习还是练得不到位，那也不是没法闯过情绪这一关，最简单的方法就是从轻度的焦虑开始坚持扛过去。焦虑情绪发展到顶峰之后总会减轻。

对于一些实际上不会造成严重后果的、没有什么风险的症状，我们还可以采取"矫枉过正"的方式去练习，增强我们面对焦虑的能力和接纳不完美、不确定的能力。比如说，对于关灯方面的强迫症状，其实哪怕房间的灯一天都开着或者一夜都不关也没什么问题。如果我们每天出门之前都要把所有房间的灯都检查好几遍的话，一个更好的练习方式就是特意把所有的灯都开着。这种强迫症状背后的原因可能是个体的道德感和责任感过于强烈，他不允许因为自己的失误造成任何损失。

所以这样的操作所能带来的变化就是，原来觉得无法面对的恐惧后果也能去经历和适应了，同时过去过于看重道德感和责任感的心理模式会得到改变，我们开始允许自己当一个正常人，而一个正常人是可以犯错误的，没有人是十全十美的。如果有些强迫症患者是在校学生，那么可能他们主要的强迫症状都和学习有关，总是担心自己算错、写错、理解错或者没记住需要背诵的内容等，于是他反反复复地计算、来来回回地改写、周而复始地背诵，那么对他来说练习的方式就是正常地做一遍，让自己去体验可能出现的错误。比如，练习阅读课文或其他学习材料，当那个熟悉的、怀疑自己没有理解、没有记住的强迫观念又出现时，注意觉察到它并且与它拉开距离。

忍住坚决不再回头阅读，而是带着不确定感继续往下读，这就是选择正确的行为。也许我们真的感觉没理解或者没有将知识存储到大脑里，不要紧，我们只有去体验这种感觉，才能让自己的心理空间扩容，我们也因此能接纳对有些知识点记忆模糊的情况并将其当作学习过程中的一种状态。只要我们一次又一次完整地经历不确定感带来的焦虑，从内心愿意去经历它，那么慢慢地那种好像没理解的感觉就会消失。最后，我们就会自然而然地记住那些该进入我们大脑的、该理解的内容了。

检查型强迫症的症状有很多种表现，我们将需要改变的症状列入"暴露练习计划表"之后，就需要专门留出时间进行刻意练习了。最好每天针对每个症状练习三次，坚持一个星期后效果会比较明显。如果我们的症状是晚上睡前必须检查煤气三十分钟，那么根据之前设定的目标，最好每晚提前一些准备入睡，在停止检查行为后，预留一些时间给自己去经历焦虑。出于对安全的考虑，也许有的人会认为睡前必须检查一次煤气，这也是可行的。只不过检查一次的时候不要数数或者盯着开关等，要把这些细节都忽略掉，看一眼就回来，否则很可能会再次怀疑自己没有检查好。练习的顺序是按照焦虑程度从轻到重、逐级递进的方式进行的。每当我们对一个焦虑水平做到接纳了，那么我们就能感觉到自己的强迫症状整体上都在减轻，这就好像我们登上了一层阶梯，再看症状时自然就感觉简单了一些。

# 第十六章
# 战胜穷思竭虑类强迫症

所谓穷思竭虑型强迫症，简单来说就是一个人反反复复地想问题，没办法停下来。这种类型的强迫症总是在追求一个确定的答案，对模糊不清的耐受性比较低，如果不能得出一个自己心满意足的结论就非常不安。穷思竭虑型强迫症一般包含两种情况，一种情况是在一段时间内只对一个问题强迫，每天反复地想同样一个问题，比如一个数学公式、一个物理原理等。反复思考几个星期、几个月之后，就会被另外一个不确定的想法所吸引，比如人为什么活着、什么样的性格才是最受欢迎的。就这样每隔一段时间就会更换一个穷思竭虑的对象，越是"认真思考"，问题越是没完没了地出现。另外一种情况是强迫的想法并不固定和单一，而是遇见什么就想什么。可能今天走在路上看到一群人聊得很开心，就开始反复分析人为什么会说话，反复思考几个小时停不下来；到了中午发现外面下起雨来了，可能就会开始反复思考天为什么会下雨；到了晚上写作业的时候可能又会开始对单词产生强迫，必须让自己想出这个单词的所有近义词和反义词；或者做计算题的时候必须用尽所有的算法，并且能够反推回来才能安心。

　　我们在梳理穷思竭虑型强迫症应该如何干预之前，有一个重要的工作需要先完成，那就是分清楚哪些是强迫观念，哪些是强迫行为。有的人可能会认为穷思竭虑型的强迫症只有强迫观念，没有强迫行为，这种认识可能会导致强迫症干预的失败。曾经有身患强迫症的来访者以森田疗法的"顺其自然，为所当为"作为治疗原则，对大脑中冒出来的想法不管不顾，以为这就是顺其自然了，结果却让强迫症发展得越来越严重。

　　他的问题就是错把强迫行为当成了强迫观念去应对，没有主动停止分析和回答的过程，不断为强迫观念的发展壮大"添砖加瓦"，最后发现自己越陷越深，根本无力抽身。如果我们属于这种类型的强迫症，那么一定要分清楚一个强迫症状中哪些是自己的强迫观念，哪些是自己的强迫行为，因为从干预的角度出发，我们对待强迫观念和强迫行为的方向是完全不一样的。对待强迫观念，我们的应对方式是看清想法、离开想法，但是我们没办法直接控制它何时出现。对于强迫行为，我们的应对方式是选择行为，即主动停止所有的强迫行为，即不理会、不分析、不回答、不解决，转而去做符合自己的价值观的行为。

　　究竟在穷思竭虑型的强迫症中哪一部分是强迫观念，哪一部分是强迫行为呢？强迫观念的特性是反复闯入脑中，并且引发我们的焦虑，以学生做试卷为例，强迫观念就是那个映入眼帘的、让人完全没有头绪的"题目"。比如，"1+1为什么等于2""怎么证明自己是活在现实中的""世界上到底有没有所谓的真理"等，这些问题本身是强迫观念。接下来，如果我们在试卷上写"答："其后面整个分析、思考、推理的过程就是强迫行为。这是我们主动发起的一系列认知操作，目的是找到一个确定的答案，并且缓解内心的焦虑和不踏实的感觉。如果这是开卷考试，我们还会询问别人、在网上查资料，或者从书本里找答案等。

所以穷思竭虑型强迫症也有反复询问确认、反复上网搜索和查阅资料的外显性的强迫行为。有些病情严重的人会把百度、知乎等 App 从手机里卸载，就怕自己又忍不住去搜索问题的答案。所以当强迫症又向我们抛出一个"题目"要求我们必须找到确切答案的时候，我们需要保持清醒，认清楚这是一个强迫观念，我们没有必要回答这个问题。我们要努力改变自己的行为反应，停止解决和思考的过程，将注意力一次又一次地拉回当下该做的事情上。

穷思竭虑型强迫症之所以会控制不住地思索，背后的原因可以分为三个方面。第一个方面是心理上的不确定、不踏实以及身体上的不舒服。我们往往想不明白一个问题就觉得自己心里发堵，整个人都变得不对劲儿，总想找到一个确定的答案。但是这个世界上有很多问题都是未解之谜，顶尖的科学家都还没有找到突破口；或者有些问题是仁者见仁智者见智的，没有一个统一的标准答案，所以到最后注定是"竹篮打水一场空"的。这个原因反映出我们经历不确定感的能力是薄弱的，因此我们需要培养和提升愿意去经历的能力以及对变化的体悟能力。

第二个方面是认为这个问题如果自己都想不明白，那就说明自己是一个愚蠢的人、没有能力的人或者是一个很失败的人等。比如，有的人会认为如果自己连一个最基础的概念都不懂，那就说明自己的智商太低了，还怎么可能学好后面的内容，更不用谈什么人生理想、出人头地了。如果连"人为什么活着"这个问题都想不明白，那自己每天浑浑噩噩地活着还有什么意义呢？自己真是太没有用了。

第三个方面是担心如果想不明白就难以忽略，导致自己没办法专心去做别的事情。有些强迫症患者会特别在意自己做事的时候不能心无杂念、专心致志，如果有什么其他的想法影响了自己，就必须想办法消除。所以他们面对强迫观念时就会忍不住去分析和解答，并希望通过这种方式让自己的大脑安静下来好去做自己想做的事情。

有一些穷思竭虑型强迫症中的强迫观念已经上升到了一个很高的哲学层面，比如"人为什么活着"这个问题，看起来是一个很有意义的问题，所以它到底值不值得我们思考呢？怎么思考才不会变成强迫症呢？想要思考和分析一个问题是有正常的步骤的，一般是先查阅文献，了解人类历史上有哪些人研究过这个问题，他们给出了哪些答案，我们对这些答案是怎么理解的。如果现有的结论不能让人认同或者满意，那我们就可以提出一个新的假设去验证、去研究，这才是真正解决问题的过程。相比之下，强迫症的发展过程是这样的吗？很显然，每次强迫来临时我们都会重复思考，但没有一套科学的流程，而且很有可能想着想着又牵连出新的问题。所以并不是某个想法本身很有意义就要投入大量的时间和精力去想。世界上有数不清的对人类发展有帮助的未解之谜，我们需要立足于现实，合理地分配时间去探索。因此一个想法本身是有意义的并不能成为强迫的理由，否则每个专业领域中搞研究的人都会变成强迫症患者了。

怎么样去判断这个问题对我们来说是强迫症还是正常范围内的思考呢？有一个很简单的判断标准——谁说了算。如果是我们自己做主思考一个问题，那么我们是可以控制思考的时长和频率的。想停下来休息吃饭就能终止思考分析；想出去运动或者看电影了，我们自己就能喊停；晚上想要睡觉的时候，也能够先把问题放在一边，等以后有空了，又想去探索了再继续想。这就是我们在做主的表现，就像拍戏的时候导演既可以喊开始，也可以随时喊停一样。如果反过来是问题做主，只要它出现，所有的事情就都得停下来给它让路，哪怕自己已经想到头痛欲裂了也没办法停止思考，这就是强迫症的表现了。这时强迫症变成了那个有决定权的"导演"，而我们就像一个不知名的"小演员"一样，只能听从导演的指挥，"导演"说不准吃饭就不能吃饭，说要熬夜拍戏就得继续加班，根本没有反抗的权利。由此，我们就能辨别清楚自己是不是有穷思竭虑型的强迫症了。

我们在针对穷思竭虑型强迫症进行干预时同样需要制订具体的练习计划，将自己反复思考的问题罗列出来，然后从焦虑程度中等或较轻的症状开始，逐步向着自己的目标迈进。练习的过程仍然贯彻看清想法、选择行为、经历情绪的原则。当一个强迫的观念产生的时候，我们马上觉察到并且复述它："大脑里有个想法在问……"然后马上给它贴一个标签，比如说"无意义""强迫症""与我无关"等，找一个自己认可的、合适的标签即可。

如果接下来想到的是"这个问题我都想不明白，我简直一无是处，更不会有什么前途了"，面对这个想法我们也要及时贴标签，提醒自己这是一种有偏差的认识，是一种过度联系，也是一个根本不成立的推理。所以，我们首先要看清想法，不要一头扎进问题当中去寻求解决方法。第二步选择行为就是选择不去思考和解决这个问题，而是把精力花在自己真正应该做的事情上。为了能够将注意力从强迫症的惯性中拉回来，这个时候我们可以做八段锦，可以通过正念觉察呼吸，以身体的动作或者呼吸作为注意力的落脚点，先让自己从强迫模式中跳出来；通过正念觉察身体感受，试着经历我们的焦虑和恐惧；也可以起身去拖地、跑步、洗衣服，或者给朋友打个电话等，只要选择一种当下符合自己的价值观的行为去做就可以了。

按照练习的时间规划，我们需要每次练习的时候主动去想一个强迫观念，然后复述它并给它贴标签，然后选择停下强迫行为，不思考、不分析，完整地经历情绪并且试着去做自己该做的事。这样坚持练习一段时间以后，我们想要分析和回答这个问题的冲动就降低了，同时我们对不确定感的接纳程度在提高，强迫症对我们的控制就会逐渐消失，因为它已经无法再以我们曾经过分看重的核心自我来要挟我们了。可能有些时候我们会感觉好像有个问题隐隐约约地出现在自己的脑海中，仍然没有得到解决，有些弥散性的焦虑或者不舒服，这是好转过程中的一个必经阶段。事实已经告诉我们，这个没有得到解决的问题本来就是一个不需要解决的问题。

# 第十七章
## 战胜冲动类强迫症

冲动型强迫症的特征是我们内心总是突然冒出一种想要做什么的冲动，这些想做的事情通常是违背自己的意愿的、违背道德和社会习俗的，或者违背法律的，所以会让人感到特别恐惧、特别痛苦，并且总是想尽力压制和消除这种冲动，采取各种办法保证自己绝对不会将冲动变成现实。

冲动型强迫症包含的症状往往都是一些会造成严重后果的冲动，所以才会很快就引起我们的警觉并且使我们立即采取行动来应对。比如，站在高处有一种想跳下去的冲动；看到小孩儿有一种想掐死他的冲动；看到水果刀、剪刀、筷子、针、羊肉串儿的签子等尖锐的、锋利的物品就有种想要伤害自己或者伤害别人的冲动；开车的时候有一种想要开到对面车道上去或者撞树、撞人的冲动；看到银行的时候有一种想要抢银行的冲动；逛超市或者商场的时候有种想要偷东西的冲动；开会的时候有想骂领导、骂同事的冲动；站在地铁旁边有想把人推到轨道上去的冲动；在大庭广众之下有种想脱衣服的冲动，等等。有冲动型强迫症的朋友会感到有一种内在的驱动力推动自己去做这些可怕的事情，因此他们的内心是极度恐慌的。

　　假如一个人真的在一个公开场合无缘无故地骂人，那他可能要被当作精神不正常的人对待，甚至可能面临更严重的后果，比如被警告、被辞退等。另外还有一种和以上情况相似的症状，就是内心并没有感觉到冲动，但是却非常害怕自己会那样做。

　　我们在干预冲动型强迫症之前，首先需要弄清楚的一个问题是，我们要看清楚那个想法是什么。是内心自动冒出来的冲动吗？很显然，我们并不能控制这些冲动使其不再出现。那些去做伤害性的事情的冲动之所以会引起我们的焦虑，是因为我们担心自己万一控制不住这些冲动，将它们付诸行动；或者仅仅因为自己想到了这种冲动，就真的会这么做。当我们认同了这两种想法之后，才陷入了强迫症的泥潭之中。

　　因此针对冲动型强迫症干预的重点之一就是及时觉察到想法，看清楚它的本质只是一种冲动或者只是一种想法而已，而并不能直接等同于事实，因为从冲动到行动我们还需要经历一系列心理过程，更何况这些冲动本身就是违背我们的意愿的。如果说这种冲动的出现引发的是兴奋感，甚至实施冲动带来的是满足感，那就需要去做鉴别诊断了，这可能不是强迫症的范畴。找到需要看清的想法并为其贴上合适的标签，比如"过度担心""过度敏感""小题大做""强迫症"等，然后将担心的想法放在一边，不用去管它什么时候会消失，我们要将注意力拉回当下该做的事情上。

　　为什么说"有冲动就可能真的去做"这个想法并不是事实呢？要知道一个人之所以会去做某些行为，不仅仅是因为有一个内在的冲动，其中还有一整套复杂的心理过程。行为产生的第一步是我们有需要。一个人为什么要吃饭？为什么要喝水？为什么要睡觉？为什么要开空调？这些行为背后都是因为我们有现实需求，我们的身体需要食物、需要营养、需要能量，也需要舒适的环境，等等。当然具备现实需求之后我们也不会就直接付诸行动，因为需求之后紧跟着的是形成动机。怎样才能形成动机呢？要看现实环境能不能满足我们的需求。比如，在订外卖没有现在这么方便的时候，我们就算加班到半夜饿了想吃某家餐厅的东西，也不可能真的打电话订餐，因为不可能有人送餐。如果条件不允许，是不会形成实施某种行为的动机的。就算需要和动机都已经具备了，我们也不会直接去付诸行动，因为还要有一个决策和判断的过程。

我们的大脑里有一个"董事会"，每次行动之前都要开会评估和判断究竟要不要采取行动。具体要判断哪些方面呢？比如说时间合不合适？场所合不合适？如果说现在满足了天时地利人和了，去行动的后果是什么？这个后果对自己有利还是有弊？这个后果自己能接受吗？别人会怎么看呢？……我们会自动在这几个方面进行判断，虽然很多时候我们可能没有觉察到这个内在的心理过程，但它是真实存在的。

我们以一个生活中常见的例子来说明这个过程。比如，我们现在有排便的需要，然后去附近上厕所又比较方便，于是我们就产生了去上厕所的动机。那我们会不会立刻就去上厕所呢？假设我们现在正在开一个重要的会议，所有人都在安安静静听领导发言，我们的内心可能就开始纠结到底要不要起身去上厕所，心理评估和判断的过程于是就启动了。我要不要现在就去上厕所？还是等领导讲完休息的时候再去？我这样起身会不会影响到别人？他们会不会对我有不好的评价？万一我走出去的时候弄出响动怎么办？我是否能再等一会？这就是一个内心斟酌判断的过程，如果说判断的结果是领导和同事们都很宽和待人，开会过程中上厕所是大家可以接受的事情，自己又靠近门边，那么现在立即去厕所也没事，于是需要便转化为真实的行动了。反之可能就会判定为不合适或者行动的坏处大于好处，那么我们就不会付诸行动。几乎所有的行为都会经历需要—动机—判断—实施这个过程。

　　冲动型强迫症是否满足从需要到行为的心理过程呢？首先，我们根本没有伤害自己或者伤害他人的需要，所以伤害性的行为就是无源之水、无本之木，我们没有这个需要，就不会去做相应的行为。另外，我们明确地知道顺应强迫冲动的后果是很可怕的，而且绝对不是自己想看到的，很有可能会被人看作不正常。

　　我们的判断是非常清晰、非常明确的，所以强迫冲动不会转化为真正的行动，因为"董事会"是不会同意通过这个提案的，这点一定要记住。所以看清想法指的就是看清楚"有冲动就会去做"这个想法是站不住脚的，它只是一种主观的臆测，我们不需要特别处理。选择行为就是停止所有的回避行为和强迫行为，可以将它们列入"暴露练习计划表"中，对他们一一进行有针对性的、刻意的、反复的、大量的练习，主动让自己暴露于会产生强迫冲动的场景中，然后改变行为反应，尽可能去做自己该做的事情。

　　冲动型强迫症中最常见的是回避行为和内在的某种意志的控制，强迫行为不常见，少数人可能会检查确认自己到底有没有冲动行事。比如，我们站在高处总有种想跳下去的冲动，练习时就可以有意识地选择站在窗户边上。如果对高度比较敏感，越是高层焦虑程度越高，就可以从低一点的楼层开始；或者对窗户是否是开着的也比较敏感，那就从窗户是关闭的状态开始练习。根据已经制定好的练习目标，如果是可以站在窗户边上并且随意地四处看，那么第一步就是靠近窗户。开始可能不敢离得很近，那可以从远到近逐步缩短距离，距离五米、四米、三米、两米、一米直到可以站在窗户边上。这样一来强迫冲动和认为"万一自己将冲动付诸行动怎么办"的想法就会冒出来。第二步就是觉察到强迫冲动和担忧的想法，并给它贴上标签。第三步是不要采取回避行为，也不要刻意控制自己。

　　慢慢地，我们就能觉察到那股冲动的变化，同时自己的焦虑也在变化。

我们在进行针对其他症状的练习时也可以采用类似方法，比如说有些人不敢进厨房或者将厨房门永远锁着，因为他们一看到刀具就会冒出一种想要伤人的冲动。练习的时候我们就需要在眼前放一把刀，然后逐步靠近刀具，试着拿起它并且正常地使用，升级版（矫枉过正）的练习还可以是将刀放在靠近脖子、手腕、肚子等位置，经历焦虑不安的情绪，直到可以接纳它、继续去做该做的事情为止。如果你去正规医院被诊断出身患的就是强迫症，那么做上述练习就不会发生什么意外，可以放心练习。

# 第十八章
# 战胜对称整齐类强迫症

对称整齐类强迫症也是比较常见的，它对患者有两个方面的要求：一个是对称，另一个是整齐。关于对称的症状表现有戴眼镜的时候，两边的眼镜腿以及两个眼镜片必须对称，不能一高一低；穿衣服时如果有衣领，两个领尖需要对称，两边的衣袖长短得对称；系鞋带的时候两条鞋带的长短要对称；摆放鞋子的时候需要左右对称。除了摆放东西上的这种对称之外，还有一种对称表现在行为上。比如，摸了一下左腿，那就必须得再摸一下右腿；从左边的楼梯走一趟之后，必须再从右边的楼梯走一趟；看到一个东西的左边，就必须再看一眼它的右边，等等。

关于整齐的症状主要表现在物品的摆放上，尤其是自己家里，凡是书桌上、茶几上、书架上、抽屉里、衣柜里的东西都必须摆放得整整齐齐。比如，书架上的书籍必须按照形状、大小分类摆放，不能高低相间；对衣橱里衣服的叠放也有要求，上衣必须得放在裤子的上面，外套必须从短到长依次挂好。每个在摆放物品方面有强迫表现的人，对整齐的要求不尽相同，所以并没有一个客观的、统一的标准，必须符合他们内心的标准，也就是说必须要找到那种自己认为刚刚好的感觉他们才能停下来。但是这种感觉非常主观，并不容易找到；或者这种感觉持续的时间很短，他们经常收拾整理完不久后，又会觉得哪里不对劲、不整齐，所以总是翻来覆去地整理个没完。

对称整齐型强迫症背后的原因分为两种。一种是受到心理规则的影响，认为自己做事必须得达到这样的对称和整齐，如果不这样做就违背了自己的规则，内心会感到非常不舒服，所以不得不这么做。强迫症患者在性格方面会有一些常见的特点，比如过度敏感、完美主义、墨守成规等。如此坚持自己内心的规则其实是一种心理僵化的表现，久而久之就感觉变成了一个"装在套子里的人"，反被规则所束缚。另外一种是害怕不这么做就会有不好的后果发生，当然这种情况在这类强迫症里不是特别多，只是偶尔会有这种担心。比较典型的想法有"如果鞋带没有系好，家人就会发生意外""如果桌子上的书没有摆放整齐，今天考试就会失败""如果化妆品没有摆放得整整齐齐，那么自己做什么事情都不会顺利"，等等。这些想法之所以能影响我们，是因为其中包含了我们看中的核心自我的某个方面。比如，如果我们特别在意自己的安全，那么一旦有威胁性的想法出现，不管真假，都有可能引起我们的关注，从而变得敏感起来。

我们在根据体悟疗法的三原则来干预此类强迫症时，第一步仍然是要看清想法，具体对象是内心的规则以及灾难性的想法。如果我们内心总是有一种信念认为做任何事情都必须符合对称性，必须做到整齐划一，那么这就是一个会给我们带来僵化和烦恼的想法。所有的规则都是我们后天习得的，可能是通过模仿学习他人获得的；可能是因为经历过什么事情，所以才形成了这样的规则。既然规则并不是天生就有的，那么它就是可以改变的。

如果一个内心规则带来的痛苦远远大于好处，那我们就不需要继续遵从这个绝对的命令，这点一定要弄清楚。在实际生活中，法律是大家公认的最严格的规则了，每个人都要遵纪守法，然而所有的法律都会根据社会的发展不断被修订。比如每隔一段时间就会有一些新的交通法规被公布出来。所以任何内心的规则都是可以改变的，只有这样我们才能具备社会适应性，更好地推动自身的发展。强迫症中遵照的内心规则往往是僵化的、无意义的规则，因此需要我们及时觉察并且不再执行该规则。

假如在意对称和整齐是担心不这样做会有一些不好的后果，我们就要看清楚这个想法的本质，因为它将完全不相关的两件事情强行捆绑在一起，是一个彻头彻尾的虚假想法。东西是否摆放整齐和我们是否会生病、是否会考试失败、是否会发生意外等是完全没有关系的两件事，这种强迫观念存在过度联系的特点，它们是一些只符合语法规则但是却不符合现实的想法，就像有的人频繁想起的虚假警报一样，根本不需要去处理和解决。当强迫症再次抛出这个"诱饵"的时候，我们需要提醒自己看清想法并且给它贴上一个"水中捞月""胡编乱造""噪声""过度联想"等标签，而不再被这个想法驱使着陷入强迫循环之中。

第二步选择行为要怎么做呢？我们根据这种强迫症的表现将需要改变的强迫症状整理进"暴露练习计划表"，确定目标、计划和练习时间。比如，第一周练习的靶症状是戴眼镜要对称；第二周练习的靶症状是系鞋带要对称；第三周练习的靶症状是桌子上的文件必须左右对称；第四周练习的靶症状是衣柜里的衣服必须按照从小到大分层摆放；第五周练习的靶症状是化妆品的瓶子必须按照高矮顺序摆放。我们最好根据每周的计划每天都留出一段固定的时间来进行刻意练习。可能有的人知道按照强迫症的要求去做是不对的，那么怎样做才是正常的，才是没有过度追求对称整齐呢？毕竟每个人的标准不一样。其实对于这类症状的行为改变，只要遵循一个简单的方式去做就可以了，那就是和原来的强迫行为反着来，这叫作"逆强迫而为"。

强迫症下令说要整齐，我们就偏偏把东西摆放得非常凌乱，强迫症威胁说必须对称，我们就偏偏弄出歪七扭八不对称的样子。以练习戴眼镜时不再追求两边对称为例，如果原来我们每次戴眼镜都是用两只手特别小心翼翼地戴上，然后反复调整两条眼镜腿，直到非常对称的状态为止，那么逆强迫而为就是故意用一只手把眼镜拿起来戴上，然后有意地推一下一边的眼镜腿，让两条眼镜腿变得不对称，保持这样的状态不再做任何的调整。如果是练习系鞋带的话，那就随意将鞋带打个结，一定要让两根鞋带看起来不一样，只要是逆着原来的规则就是在停止强迫行为，就是在克服强迫症的道路上迈出了重要的一步。

除了停止做原来的强迫行为之外，选择行为还包括停止做一切回避行为。对称整齐型强迫症中的回避行为还是比较多见的。比如，有人因为系鞋带时总是强迫，干脆就只穿没有鞋带的鞋子。我们在进行暴露练习的时候，需要拿有鞋带的鞋子来练习，我们的目的也是让自己的衣食住行变得轻松自由。再比如，有人因为摆放书本的时候总是强迫，干脆就将所有的书本塞到书桌里，或者放进一个收纳箱里，视而不见，从而暂时远离了烦恼。

我们在进行暴露练习的时候就需要将书本都拿出来，随意放在书桌的各个位置，让自己逐步适应这种情况。还有一种情况是本来桌面上的东西摆得非常整齐，练习之前需要将它们彻底打乱才行，但是我们自己去打乱的时候很有可能会在不经意间仍旧保留一些旧习惯，这样势必会影响练习的效果，所以这个时候可以请家人帮忙。让家人将桌面肆意弄乱，主要是打破整齐和对称的状态，然后我们不能按照原来强迫症的要求去整理和恢复，让难受的感觉出现。

接下来，第三步就是经历难受或者焦虑的情绪。因为不能再次获得那种刚刚好的感觉了，也不能通过做强迫行为和回避行为来"消灾解难"了，所以我们心里总有一种烦躁不安的感觉，有些人可能会感觉心里像猫抓一样难受，这都是正常的。现在我们面前正有一个面对它、经历它、接纳它的机会。此时此刻这些不愉悦的情绪只是强迫症在我们身体上引起的感觉，而不代表我们真的需要把这些东西弄整齐。事实上，只有打破那些僵化的条条框框，挣脱强迫观念对我们的束缚，这些不愉悦的情绪体验才会真正销声匿迹。在练习的初期，我们可以通过正念觉察情绪来一次一次练习接纳；如果我们能够带着情绪去做事，就能全身心地投入自己想要的生活中去。

# 第十九章
## 战胜忌讳类强迫症

  忌讳型强迫症就是原来人们经常称之为迷信型的强迫症，它和我们日常生活中的一些迷信问题有相似之处，特点就是把客观上没有因果关系的事件从主观上建立了关系，只不过忌讳型强迫症因为对灾难性想法的认同程度更深，所以导致了更多的焦虑，明显破坏了他们的社会功能。

  这类强迫症的症状表现有很多，首先第一种是对数字的强迫。比如，看到数字 4 就会觉得自己面临着死亡的威胁；看到数字 2 就怀疑自己会变傻；看到数字 3（和"散"是谐音），就担心自己要和恋人分手。其实看到某个数字和死亡之间没有什么因果关系，否则这将是一种非常危险的犯罪方式，因为它是如此简单易行。

  第二种是对敏感词的强迫。比如，担心看到"死亡"这个词，自己可能就会死掉；看到"癌症"这个词，自己心爱的人就会得这种病。这些想法是将词语代表的意思直接等同于即将发生的现实。在这种对某些特定词语的强迫中，不同的人的症状既有和别人相似的部分，也有个体化差异。

  有人对与疾病相关的词语产生强迫，而有人可能对与意外相关的词语产生强迫。可能阅读本节的内容对有些忌讳型强迫症的朋友而言就是一种挑战。没有强迫症的人或者强迫症还不严重的人是能够区分想法和事实的，知道这些强迫观念是虚假空的，但是当我们陷入强迫模式的时候，就有可能认同因果关系的存在。

第三种是对颜色的强迫。比如，看见红色就认为自己或亲人会有血光之灾；看见黑色则代表恶魔降临来折磨自己了；看见黄色则表示有什么事情注定要失败了。

看到某些特殊的颜色就会带来厄运也是忌讳型强迫症中比较常见的表现。这些颜色与可怕后果的不同联系与我们各自的生活经历息息相关，也与我们的历史文化相关，我们很多时候都是将偶然事件当成了必然会发生的事件才会变得焦虑不安。第四种是对特殊的人产生强迫。比如，看到长得很矮的人就担心自己也变得很矮；如果被一个学习不好的同学触碰到了那么自己的智商就会被他吸走，自己的成绩就会变差。第五种是对一些有特殊用途的物品产生强迫。比如，看到和葬礼有关的东西就觉得自己沾染了死亡之气，有可能立即就有生命危险；看到或触碰到生重病的人使用的东西就担心自己也会得病死掉。第六种是对特殊日期的强迫。比如，遇到清明节、中元节、寒衣节、亲人的忌日等，都会觉得不吉利，会诸事不顺等，所以有些人没办法参加一些正常的祭奠活动。

忌讳型强迫症常见的强迫行为有清洗、替代、重复动作等。当有忌讳型强迫症的人碰到自己认为不吉利的事物时就要通过洗手、洗衣服、清理自己的物品等方式来缓解焦虑。当自己正在做一个动作的时候，如果强迫观念出现了，他们就会不断重复做这个动作直到强迫观念消失，或者自己认为已经将厄运都消除了的时候为止。还有一种强迫行为就是用好的来替代不好的。比如，看到"生病"就得立即在脑中想一遍"健康"。

除了这些强迫行为之外，忌讳型强迫症还包括很多回避行为。为了避免经历焦虑，很多人会回避那些可能引发自己焦虑和恐惧的刺激物或场景。比如，从来不买红色的衣服；遇到特殊的日期就什么都不做；甚至不刷手机、不看电视，以免看到自己害怕的词汇，同时也会要求家里人尽量不要说这些词；出门的时候尽量低着头，避免看到不好的数字等。

对于忌讳型强迫症患者而言，不管他们害怕的对象是什么，他们恐惧的后果都是大同小异的，强迫观念可以归结为一个模式，那就是"如果看到 / 听到 / 碰到某个对象，我或者家人就会发生不好的事情"。我们需要看清这个想法，明确这是强迫症的"谎言"，而并不是事实，因此我要离开它，不再听从它的指挥。

有一些朋友会认为自己的想法是有一定道理的，比如选择手机号的时候，大家都不想选带有数字4的号码；买房子的时候也都不喜欢带有4的楼层和房门号等，甚至有些人会花大价钱只为得到一个吉利的号码。在一个带有数字6的车牌号和一个带有数字4的车牌号中，大家肯定都会选第一个。每个人好像都倾向于选择"吉利的数字"，而回避那些"不吉利的数字"。这种现象要怎么理解呢？这里需要注意的是，社会风俗和忌讳型强迫症是不一样的。

社会风俗里避讳的所谓厄运并不代表事实，从它们产生的历史看，都是因为过去我们对世界的了解太有限了，未知给人们带来了许多恐惧和不安，所以风俗是人们寻求心理安慰的结果。比如，清明扫墓的时候我们会给逝去的亲人准备好酒好菜，会烧很多冥币给他们。这些做法只是为了寄托我们的哀思，实际上已经离世的亲人不可能真的享用这些东西，即使我们因为一些原因没有去扫墓，也不会被鬼魂惩罚。

单就忌讳型强迫症而言，其强迫观念所宣扬的危险并不存在，我们通过几个例子来看一看就会明白。比如，我们可以了解一下最近一个月出车祸的车辆的车牌号是否都带有数字 4。答案是显而易见的，我们根本找不到任何证据表明车牌号里含有数字 4 的车辆发生车祸的概率远大于含有数字 6 的车辆。再比如，结婚的时候咱们中国人都会贴红色的"喜"字，目的是图个吉利，希望新婚夫妇白头到老、永结同心。但是这依然改变不了有些夫妻后来各奔东西的结局。按照国外的风俗，婚纱通常都是白色的，而在中国只有举行葬礼的时候才会用白色，那么白色的婚纱究竟是会带来美好还是会带来厄运呢？其实红色也好，白色也罢，都是我们在主观上赋予了它们不同的寓意，而这些寓意并不等同于事实。但是强迫症患者就会认为人们的主观看法和事实之间有必然的联系，所以这种强迫观念是有问题的、是不合理的。我们需要看清楚想法的本质，让本来没有关系的两个对象各归各位。

针对忌讳型强迫症的行为训练仍是先制订好适合自己的练习计划，将所有的强迫症状按照焦虑程度从轻到重排列，然后明确自己想要达成的目标并且规划好练习时间，最后就是踏踏实实地执行暴露练习的内容。选择行为依然包含停止做强迫行为和回避行为，以及建立正常的行为模式两个方面。

我们以害怕数字 4 为例子来说明一下如何进行练习。比如，我们在打开电脑的时候发现时间刚好是 14：05，原来遇到这种情况会立刻重启，练习的时候我们就要停止重启，继续如常地使用电脑；如果别人打来电话的时候刚好是 9：40，原来必须等时间变为 9：50 之后才能给别人回电话，练习的时候就需要立即接电话，或者在 9：40 时主动联系亲朋好友。如果遇上 14：00—15：00 这个时段，原来的惯性是回避打开任何金融理财 App，也回避和家人联系等，那么练习的时候就需要在 15：00 主动打开这些 App 进行操作，尤其是将资金从一个账户转到另一个账户，或者买些东西之后付款结账。我们需要进行一次又一次的刻意练习以便适应和接纳生活中处处有数字 4 的存在。

再比如，从网络平台购买一件自己非常喜欢的衣服，可是一看到包装袋上的快递单号中有数字 4，就觉得这件衣服不吉利了，必须马上退货或者扔掉。我们在练习的时候就需要坚持确认收货，将快递袋正常放入家中的垃圾桶，不可以放在家门外以缓解自己的焦虑；另外对这件衣服也只进行正常的清洗并且该穿的时候就穿起来，不能回避与之接触，将其束之高阁。总之，要主动创造机会练习，比如本来今天打算去超市购物，去菜场买菜的，那就可以在带有数字 4 的时间点完成付款，或者选择一些标价中带有数字 4 的商品买回家等等。刻意地进行大量练习将会帮助我们建立起新的行为习惯。

如果我们害怕和"死亡"相关的字词，那就主动在电脑上打一个"死"字，一直看着它，停止做所有的强迫行为和回避行为，不能在脑海中用其他的字取而代之，也不用祈祷，更不能删除这个字。一开始是看着电脑上、手机上的字词，慢慢地可以尝试在手上写自己最忌讳的词，带着它去做各种各样自己本来该做的事情，不去洗手，也不做任何的回避行为，这就是刻意的练习。还有害怕所有和葬礼相关的事物的个体，可以按照自己焦虑程度的不同，从较轻的或中度焦虑的刺激场景开始练习。比如，找一个专门卖丧葬品的门店，每天都从这里经过，可以的话在店铺门口待一会儿，能够做到之后就挑战一下走进店铺。练习的过程中首先是觉察自己的强迫观念，复述并为其贴标签，然后经历焦虑的情绪，一直到自己可以接纳它、带着它去做事情为止。恐惧和焦虑并不代表真的有危险，也不代表着自己担心的事情会发生，我们只需要通过正念觉察它，提高愿意经历它的能力，这类问题就能得到解决了。

打破强迫模式能帮助我们调整和完善核心自我，我们之所以总是担心自己和家人身上会发生不好的事情，其实是因为我们想确保自己在生活中都拥有好的方面而不要有坏的方面。同时我们对自己值得拥有美好的生活也需要建立起坚定的信念，真正的安全感来自于全身心地投入自己想做的事情、可以带来价值感的事情当中。

那些强迫行为和回避行为带来的安全感只是暂时的，做得越多，我们越是惴惴不安，越是担心下一刻是不是又要倒霉了。所以看清楚强迫症的真面目之后，我们就可以放心大胆地离开那些没有意义的想法，回归自己的生活，遇到困难就不断历练和提升自我，再也不被虚假的危险所禁锢。

# 第二十章
## 战胜惩罚类强迫症

惩罚型强迫症是一种以害怕自己被惩罚为特征的强迫症，具体表现分为两种：一种是害怕受到来自于某种强大的神秘力量的惩罚，或者虽然没有神秘色彩，但却是一种更强大的力量的惩罚。比如，进入寺庙之中看到一尊菩萨的雕像就觉得自己要被惩罚了。因为这个时候我们的脑中会突然闯入一些对菩萨不敬的想法，因此我们会感觉因为自己亵渎了神灵，所以很有可能会被惩罚。

另外一种是害怕被自己的良心和道德惩罚，这类强迫症经常和一些不是那么明显的道德行为有关。比如，一个人认为任何时候都应该节省资源，这个想法本身没有什么错误，所以他平时比较注意节约用水，只要去任何有水龙头的地方，一旦发现有水龙头在滴水，就必须得关掉它。当他在服务区上厕所时，那里有一排长长的水龙头，他在洗手的时候发现旁边有人洗完手没有关紧水龙头，于是他的内心就特别难受，立即去把水龙头给拧紧了。

对他而言，眼睁睁地看着水资源被浪费而自己却不管不顾就是罪孽深重。所以只要看到有水龙头在滴水，他就会立即去拧紧，这导致他耽误了一个小时都没有离开服务区。还有的强迫症患者甚至会在发现教室的灯没关时，即便门都锁了也要翻窗户进去关灯，否则就会良心不安，无法入睡。其他的症状包括和别人说话的时候，担心自己的眼神显得有点看不起对方，给别人造成伤害；遇见乞丐、穿着邋遢的人时自己流露出了鄙夷和嫌弃的神情。这类症状的相似之处是害怕来自道德和良心上的惩罚。

鉴于以上两种恐惧的后果，为了避免自己真的被惩罚，我们就会采取各种强迫行为和回避行为来消除自己的"罪过"。比如，反复地祈祷和忏悔，向自己信仰的对象请求宽恕或者赦免自己的过错；反复默念一些宗教的教义，这样做的目的是赎罪，或者表明自己是虔诚的，想要拉近自己与神秘力量的距离，缓解内心的焦虑；在大脑里用好的画面、词语替代不好的画面和词语，以减轻自己的愧疚感；重复检查确认，保证自己没有做出任何不道德的行为等。还有许多回避行为，比如不敢去寺庙或者教堂；把家里有关宗教的物品全部锁起来；外出的时候低着头，尽量不让自己做出什么不好的表情。

许多有惩罚型强迫症的人其实都是道德感很强的人，而且自我约束和自我惩罚的倾向性相对较重，特别不愿意做违背自己良心的事情，希望自己一直是一个"好人"。因为强迫症的影响，他们每天都过得战战兢兢、如履薄冰，再也无法自由自在地享受生活，只有打破过度担心遭受惩罚的心理枷锁才能重新回到自己想要的人生轨道中。如何运用体悟疗法的三句话来克服惩罚型强迫症呢？首先我们需要看清强迫观念的本质是害怕被更强大的力量惩罚，自己根本逃无可逃。当头脑中突然冒出一些对信仰的对象不敬的想法或画面时，自己就会被惩罚。要知道"就算自己无意间做错了什么也会被惩罚"这个想法是有问题的、是不切实际的，甚至可以说是对神秘力量的"误解"。

为什么这么说呢？强迫观念是具有闯入性的，是我们无法提前预知并消除的，而且并不是我们自己的本意。举个例子，比如说我们的头脑中突然冒出一个好朋友出车祸的念头，我们很疑惑自己怎么会有这种想法，同时也会有些内疚，觉得不应该想这种不好的事情。后来我们在聊天的时候将这个想法告诉了朋友并向他道歉，结果对方听完并没有觉得被诅咒，也没有一点生气的意思，更不会因此就要打击报复。因为他知道这只是一个杂念，甚至可能会说关心则乱，关系好才会担心对方的安危。假如这个朋友听后的反应是暴跳如雷，立即破口大骂我们没良心，或者要动手打人，甚至在生活中开始对我们和家人进行迫害，那这个人就有问题了。毕竟某些想法并不代表我们的真实意愿。

就像一个人生病住院了一样，大家的态度都是希望病人能够早日康复。因此我们要看清楚这种过度担心自己被惩罚的想法其实是站不住脚的，反而是对信仰的误解。当我们觉察到想法出现时就及时为其贴上合适的标签，比如"过度担心""强迫观念""庸人自扰"等。

对于担心受到道德或者良心的惩罚这类想法，我们要看清什么呢？其实讲道德本身没问题，它对社会的和谐与文明的进步而言都是有推动作用的，但在强迫症患者的身上一定是过度的。如何才能判断自己是否越界了呢？注意这类症状的特点，即只要我们又开始在这儿反复纠结自己应不应该这样，如果这样做会不会就是不道德，会不会给别人带来伤害和损失，从而内心开始变得焦虑不安，没法做其他该做的事情了。这样的表现一定就是过度的，是强迫症状。我们可以给这类强迫观念贴上"过度道德""苛求自己""没有必要"等标签或者其他更适合自己的标签，目的就是帮助自己看清楚想法的真面目，不再继续与之为伍。

在我们觉察到强迫观念的出现，并且与它拉开距离之后，就要从行为上开始改变了，我们需要停止做一切回避行为和强迫行为，尽量带着焦虑去做自己本来该做的事情。接着是按照"暴露练习计划表"进行练习。具体怎么练习呢？比如，我们的头脑中总是冒出咒骂玉皇大帝的想法，然后就特别害怕被玉皇大帝施以惩罚，那么我们在练习的时候就在百度上找到一张玉皇大帝的图片然后一直看着这张图片，如果大脑里产生想咒骂玉皇大帝的想法并且担心自己会被惩罚，注意一觉察到它就复述一遍"大脑里有个想法说如果咒骂玉皇大帝就会被惩罚"，然后为其贴上一个"庸人自扰"或"胡思乱想"的标签。接着可以觉察自己的情绪，看看自己当下对焦虑的接纳指数是多少。接着按照正念觉知情绪的步骤，找到身体感受之后进行情绪的象征化，慢慢尝试移动和操控情绪，逐步适应和情绪共存。练习结束时如果对焦虑的接纳指数达到了 4 分及以上的水平，则表明我们可以带着一定的焦虑情绪去生活了。

如果我们的症状之一是不敢去教堂，因为那里也是一个特别容易引发恐惧和焦虑的地方，我们练习的时候就要刻意去教堂待着。当大脑中冒出害怕被上帝惩罚的想法时，我们可以复述想法然后给想法贴标签，一般这样做了之后，焦虑会略微减弱。我们一定要停止所有不必要的祈祷和忏悔，也不要去做任何与宗教有关的动作，因为这些行为是对强迫观念的回应，是为了消除根本不存在的"惩罚"，缓解强迫带来的焦虑。

当然，练习的过程应当是循序渐进的，可以一部分一部分地停止。如果焦虑的感觉很强烈，可以通过正念觉知情绪，如果情绪还好，那么就回到当下，比如可以去教堂里听牧师讲话。针对一个症状的练习不可能一蹴而就，我们需要坚持在一段时间内每天都让自己去教堂经历这个过程，才能巩固新的心理模式。

面对惩罚型强迫症的时候我们一定要在强迫观念出现时保持清醒，看清楚想法的本质是虚假空的。焦虑和恐惧的情绪仅仅是一种身体感受的变化过程，情绪的确是真实存在的，但是惩罚并不存在，所以我们就不再需要去做强迫行为或者回避行为了，仅仅是去觉察、经历自己的焦虑情绪就可以了。我们只要将练习进行到底，就一定能够回归正常生活。

# 第二十一章
# 战胜仪式类强迫症

　　仪式类强迫症的主要表现是在日常的活动中总要有固定的仪式，做什么事都要按照固定的流程和顺序来，如果过程被打乱了，就必须从头再来。这个仪式里还有可能包含着一定的次数要求，即每一个步骤需要重复几次，是做三遍还是做六遍，然后是要进行两轮还是四轮，而每个人有不一样的要求。

　　仪式类的强迫症导致患者的日常活动变得非常机械和僵化，占用了其大量时间和精力。这类强迫症涉及日常生活的方方面面，比如普通人起床时会随意坐起来穿衣服，有这种强迫症的人则需要按照一个固定的仪式起床。当他们从躺着的状态坐起来时，必须先调整为面朝左侧躺，然后用左胳膊支撑慢慢坐起来，上身挺直后再坐正。接下来穿衣服的过程也必须遵从一个固定的程序。比如，衣服一定要摆放在右手边，必须是上衣放在裤子的上面，穿衣服的时候必须先套上右边的袖子，再套上左边的袖子，最后将头套进衣服里并且拉好拉链，从上到下依次整理几遍才行。穿裤子和袜子时也是如此，必须确保按照一定顺序。最后整理被子和床单的时候也要按照固定的流程来进行，一旦被打断，就要从头再来。

类似的情况还有很多，像是每天早上都要进行的刷牙、洗脸、擦脸、挂毛巾等，强迫症患者都有固定的仪式，涂抹护肤品时，也必须按照固定的顺序，重复做固定的次数，并且他们对拿起来和放回去的过程也有要求。还有上厕所的过程，他们从进厕所开始，每一个动作都必须按照设定好的流程走，前后顺序不能乱。有时候仅仅是整理裤子这件事上就要花费半小时以上的时间。

另外，还有一个涉及面很广的强迫症状就是走路。没有强迫之前，走路对我们来说是一件自然而然的事情，我们可以本着就近原则，选择最合适的路线走。有了强迫症之后，这个过程也开始变得机械化了。比如，转弯的时候必须走直角；开始走之前要先迈出右脚或者在跨过一道地砖缝隙的时候，必须先迈左脚并且绝对不能踩到这条线。在家里想从一个区域到另外一个区域时，比如从客厅到自己的卧室是有一个固定的线路的，必须紧靠右边的墙角走。走进学校的大门或者进单位的大门也必须按照自己规划好的线路走，就算遇到阻碍也不能更改，要么停下等候别人离开，要么将障碍物移走，要么从头再来。还有与我们的生活密不可分的各种电子设备，每次使用电脑、手机、蓝牙耳机等产品时都要按照特定的流程去开机，如果感觉不对劲就重复操作，等等。

仪式类强迫症发作的过程就像电脑在启动时进入了一个非常规的操作系统一样，我们无法正常地生活，整个人看起来就像一个提线木偶一样，或者变成了一个"机器人"，一举一动都是被程序设定好的，无法根据现实情况灵活应对。我们会感觉自己的身体好像不受控制似的，哪怕是做一件非常简单的小事也会耗费大量时间，这常常让家人难以理解。仪式型强迫症的形成可以分为两种情况，常见的一类情况就是内心产生一个规则后不断生根发芽，当它变得根深蒂固之后就不得不按照这个规则行动了。比如起床的过程，一开始因为个人喜好而做出一种选择，后来就觉得一定要这样做才感到舒服，慢慢地就形成了这种习惯，不允许有一丁点儿变化。还有的人一开始没有什么固定的行动规则，只是遇到了一些事情才把某个日常的行为固化了。比如，我们今天在学校犯了什么错，然后班主任老师说要找家长，我们放学进家门之前内心肯定是忐忑不安的，特别害怕被家长批评，所以就在门口徘徊，不敢进门。

其实在一个地方徘徊是人类很正常的焦虑反应。如果一个人在办公室等一个非常重要的电话，但是左等不来，右等也不来，他就有可能在办公室里走来走去。如果我们每次放学进家门前都这样在门口徘徊，慢慢地我们就有可能形成一个仪式，最终导致如果我们不这样做就无法顺利走进家门。

还有一类情况是担心自己不这么做就会有一个可怕的后果。比如，进门的时候如果不是先左脚踩三下，接着右脚踩三下，然后原地转三圈再进门，自己就会遇到倒霉的事情，如发生车祸、考不上大学或者升职失败等。还有的人可能也会担心自己如果不按照固定的流程做事，心理就不舒服，从而影响自己的状态，根本没有心情做好接下来的事情。所以他们会为了避免将来遇到麻烦，就一次一次屈从于强迫症的要求，导致僵化的模式越来越固化，致使这种行为最终直接演变成习惯性的反应，好像直接略过担心的想法了。

治疗仪式型强迫症的第一步仍是要看清想法，尤其是我们内心一直以来遵从的这些规则到底合不合理、有没有必要。由于成长的经历不同，我们每个人都形成了属于自己的内心规则。有的人认为"只要功夫深，铁杵磨成针"，而有的人则认为凡事尽力而为就好，人生不如意事常八九，不用执着于圆满的结果。

很显然，这些规则是后天习得的，没有人天生大脑里就带着成熟的规则出生，否则就是人间奇闻了。而且很重要的一点是，随着生活经历的不断变化，规则是可以被修改的，任何规则都不是一成不变的。如果某一个规则变得太刻板、太僵化了，它就变成了强迫症控制我们的手段，原来有益于生活的规则反而开始产生破坏性作用了。对于这样的规则，我们就不必再遵守下去了，这是我们需要看清楚的一点。因为规则也是以想法的形式存在的，所以我们也可以试着给它贴上合适的标签，提醒自己不再盲目跟随一个只会给自己带来束缚的规则。这些死板的规则就像孙悟空头上的紧箍咒一样，让人不能按照自己的真正意愿去生活，我们需要建立起清醒的意识，才有机会慢慢摘下这个紧箍咒。如果担心不这样做就会有什么不好的后果，那也要先看清这个想法的本质是将没有关系的事物联系在了一起，是过度联系中的一种，是不需要理会的想法。与其反反复复和一些日常的动作过不去，不如去关注究竟做什么才可以让自己的生活变得精彩，让自己的内心变得更加踏实和满足。

当我们开始有意识地和内心的规则、自己所担心的想法拉开距离时，接下来就是重新选择行为了，包括停止原来的仪式化行为以及建立新的更具适应性的行为模式。根据自己每天出现的症状表现来制订一个合理的练习计划是必须的。我们仍以进门必须左脚踩三下、右脚踩三下并且原地转三圈这个症状为例。

暴露练习的宗旨就是逆强迫而为，强迫症让我们做什么，我们就停止做什么。它让我们又是踩地又是转圈之后才能进门，那么反其道行之的做法就是直接进门。如果脑中冒出了担心发生不好的事情的想法，那就复述想法并给它贴标签，然后觉察情绪直到自己可以接纳它的时候为止。我们需要正确理解自己的情绪的由来，虽然情绪引发的感受是真实存在的，但是它并不能代表危险真的会降临。这与我们下楼梯时一脚踩空差点摔伤时产生的害怕情绪是不同的。

对于一些仪式动作我们并不需要完全停止，但需要减少到一个不影响我们正常生活的范围内。这里强调的是一个范围，即一个可以根据实际情况灵活调整的区间。有些强迫症患者会困惑于究竟自己该怎么做才是对的，其实世界上并不存在一个统一的标准答案，合适的程度也不是一个固定值，而是一个范围。我们应首先从减少仪式动作的流程开始，减少花在强迫症上的时间。比如说，洗脸的过程中有一系列的仪式动作，那就要按照一定的节奏，逐步减少仪式行为的次数，或者省略某些不必要的环节。原来必须左边搓十下，右边也搓十下的，现在就要慢慢减少到一至三次，遇到赶时间的情况，可以只搓一遍就结束。原来必须经过五个步骤的准备才能开始洗脸的，现在可以逐步停止，直接洗脸。然后觉察自己的情绪，试着去经历它，允许它按照自己的规律存在一会儿才消散，自己能做什么就去做什么，这表明即使效率不高，我们也在改变的路上迈出了坚定的一步。

对仪式型强迫症的干预绝对不是要消除一个人身上所有的程序化，任何事情都是过犹不及的，毕竟普通人也会有自己的习惯，这些习惯也有助于高效地生活。究竟该如何判断我们的仪式化行为是不是恰当的呢？其中很重要的参考标准是仪式给自己造成的痛苦程度以及对社会生活功能的影响。以刷牙为例，我们可以在刷牙时保留一些基本的流程，只要不会因为这些流程影响我们的正常生活而让我们痛苦就可以了。同样，我们在洗澡时也可以有自己的习惯性流程，有的人从头洗到脚，有的人则是先洗身体再洗头，这都是没问题的，只要把原来僵化的动作去掉，自己不感觉痛苦也没有负面影响就可以了。

# 第二十二章
# 战胜注意力固着类强迫症

　　注意力固着型强迫症是指注意力很难从某些身体感受、生理过程或外部刺激上转移，对这些对象的注意是违背我们的意愿的，因此会引起我们的排斥和抵抗，结果往往会导致注意力进一步固着。注意力固着型强迫症最常见的类型包括余光强迫、呼吸强迫、口水强迫、声音强迫和躯体感受强迫等。

　　其中余光强迫表现为目光总是被视野边缘的东西所吸引，不能将注意力集中在自己需要关注的对象上。比如，看书的时候，总是会注意到页码或书旁边的一些东西；或者看着某个人的时候总会注意到这个人的隐私部位或者身体有缺陷的部位等。呼吸强迫表现为总是不自觉地注意到自己的呼吸，然后就会觉得自己的呼吸不正常，有的患者甚至害怕如果不加干涉自己就会窒息而亡。口水强迫症的表现为总是会注意到自己的口水，觉得口水太多，不敢吞咽，担心声音太大影响到别人，但是不吞咽又害怕口水流出来，所以注意力就总是集中在口水上。

　　声音强迫表现为对外界存在的各种些声音比较敏感，总是排斥自己听到某些声音，结果变得越来越难以忽略这些声音。比如，电话铃声、信息提示音、别人走路的声音、咳嗽的声音、时钟的声音、滴水的声音、空调外机运行的声音等。还有就是注意力总是集中在自己身体上某一个部位的感受上，越是排斥，越是固着。比如，注意到喉咙的感受、胸部的感受、腹部的感受、手指头或脚指头的感受、皮带和腰部接触的感受、阴部的感受、口袋里的东西和身体接触的感受、舌头在嘴里的感受，有些女性会注意到内衣和身体接触的感受……任何身体上的感受都有可能成为强迫的对象。

怎么理解注意力固着型强迫症的基本心理模式呢？我总结了五个要点来帮助大家了解这类强迫症的共同特征：一种感觉，两种注意，两个评价。一种感觉就是我们关注的对象，比如说呼吸的感觉、口水的感觉、余光的感觉、听觉、身体某个部位的感觉。两种注意是什么呢？第一种注意是指我们注意到了一种感觉，比如说注意到了电风扇转动的声音，或者注意到了口水、注意到了呼吸，这是第一种注意，即指向那个感觉的注意。第二种注意是我们注意到了第一种注意，是对注意本身的注意，即指向第一种注意的注意。比如我们正在认真地读本书，这时有人问我们在注意什么。我们能知道自己正在注意看书，也就是我们能够知道自己的注意指向哪里。那么两个评价又是什么呢？第一个评价指的是对那种感觉的评价，那种感觉本身并没有问题，是一种中性的感觉，没有正常与不正常之分。不管我们注意到哪些感觉，呼吸也好、余光也好、听觉也好，还是身体某个部位的感觉也好，这种感觉本身是没有问题的，但是我们对它的评价却是错误的，我们常常认为它是不正常的、是不对劲儿的、是不应该出现的。第二个评价是我们对第一种注意的评价。当我们注意到自己在注意某种感觉时，会认为自己不应该注意到这种感觉，认为自己的第一种注意是不应该的。基本上对于每一种注意力固着型的强迫症，我们都可以用这五要素进行理解和拆分。

如何运用体悟疗法中的三句话干预注意力固着型的强迫症呢？首先我们

要看清的想法是对那两个问题的评价，即认为这种感觉是不正常的以及自己不应该关注到它。我们对这种感觉的评价是错误的，因为在被我们注意到之前，这种感觉就一直存在着，比如余光总能注意到旁边的事物，这本来就是我们视野的一部分，并不是异常的。

第二个评价是认为自己不应该注意到这种感觉。这个想法也是有问题的。根据注意的规律，一个人越不希望注意到什么就会越注意到什么。更何况我们首先认同了这种感觉是异常的，注意力自然就更容易被异常的情况所吸引。还有一些注意力固着型的强迫症患者经常担心自己会把症状传染给别人，这在口水强迫中比较明显，这类强迫症患者一旦听到或看到别人也在吞咽口水，就认为是自己的症状导致的。

余光强迫症患者会担心别人发现自己的眼神不正常，从而影响到对方的心情和行为。如果上课的时候旁边有人突然趴在桌子上不听课了，他们就会认为是自己的余光造成的。这两种想法非常顽固，有的来访者表示他们和别人确认过，尽管对方说并没有被影响到，但是自己还是不放心，认为对方有可能只是碍于面子没有实话实说。

事实上，强迫症本身并不具有传染性，普通人不会因为和有强迫症的人一起生活就立即患上强迫症。只有很少一部分强迫症患者可能存在听到别人的症状描述后，自己也开始出现对此类强迫症状的担忧，但这不是被传染，而是自己的焦虑所导致的。我们在注意力固着型症状中，需要看清的想法就是两个评价以及认为会将症状传染给别人或者会影响别人的这些想法是不合理的。

针对注意力固着型强迫症的行为练习依然需要我们主动暴露于能够引发我们焦虑的场景中，停止做强迫行为和回避行为。练习的过程仍是从中等焦虑的症状开始，首先明确通常会引发自己强迫的情境，以及在此情境中自己会采取的行为反应，然后确定练习的目标和练习方法。比如，看书的时候总是会出现余光强迫，会不自觉地关注到右下角的页码以及放在书旁边的文具等。假设目标是能够正常看书，即便看到这个页码也能不受影响，那么我们在进行暴露练习的过程中就可以主动看书，当我们从余光看到页码时只需要接纳自己已经注意到它的事实，不要抗拒，不要刻意遮挡它，也不要遮挡或者转移自己的视线，然后利用练习过的正念，温和地将注意力拉回自己需要学习的内容上。如果注意力又分散了也没关系，我们只需要在觉察到这一点之后再次回到当下。这样一次又一次地把注意力集中到所看的书的内容上，就像我们在正念练习中的做法一样。慢慢地，我们的注意力集中在看书上的时间会越来越长，分神的情况会越来越少，而且即便看到了页码，因为我们不再排斥它了，所以大脑对它的警惕性就下降了，注意力固着也就被打破了。

另外，有种特殊情况是有些朋友本身就有呼吸强迫，所以正念觉察呼吸练习对他们来说也算是一种暴露练习。因为练习的过程中无论呼吸的状态是怎么样的，我们只需要如实地接受它本来的样子，不需要调整，也不用评判，仅仅觉知就行。这样一来就能够改变我们过度关注呼吸并对呼吸进行各种调整的心理模式了。

在反复练习中，我们能够体悟到身体可以自行调控呼吸的节奏，它是非常自动化的，即便我们不去时时刻刻关注它也不会发生什么危险。与此相似的还有对身体感受的强迫正念躯体扫描练习也是一种暴露练习。因为随着我们依次扫描身体各个部位的感受，无论我们觉察到了什么感受，它们都只是觉知而已，这些感受没有好坏之分，我们也不会去改变它，只是如实地经历它、接纳它。我们在行为上做出了新的选择，不再回避、不再排斥。所以，对于注意力固着型强迫症患者而言，认真练习正念是至关重要的，因为正念练习的经验是可以直接运用于症状的干预过程中的。

当然，在重新选择行为的过程中一定会伴随着焦虑和不安，毕竟我们并不确定新的选择是否可以帮助我们获得自己真正向往的生活。每当这种焦虑情绪出现的时候，我们都可以用正念觉知情绪的方式与它相处，并试着去觉察情绪引发的身体感受就可以了。

在将情绪象征化的过程中，我们自然而然地完成了一次与情绪的共存。随着对情绪的接纳能力越来越强，我们被情绪扰动的情况就越来越少了，我们的心理空间也不断地扩容。我也能做到顺应情绪变化的规律，然后带着这些焦虑情绪继续向前走，去做自己认为有价值的、有意义的事情，哪怕一开始效率并不高我们也需要一如既往地做，这就是全然地接纳了。

干预注意力固着型强迫症时的重点是我们的态度，如果能够逐步做到从抗拒、排斥、逃避一种感觉到愿意接纳、经历并且与其一起生活下去，注意力固着型强迫症的恶性循环就能被打破。如果每次关注到一种感觉还是希望自己不要关注，那就还是会身陷强迫，难以自拔。其实关注到了这种自己排斥的感觉也很正常，只要我们再次将注意力温和地拉回当下就可以了。需要注意的是，这样做并不代表着绝对不会再关注到那些感觉，而是即便关注到了也不是问题，我们已经具备足够的能力让自己回到当下的生活中，这才是最关键的。

# 第二十三章
# 战胜性相关类强迫症

　　和性相关类强迫症是一大类强迫症的集合，这些强迫症都涉及一个共同的主题——性。这类强迫症的主要表现一般都是很担心自己在性这方面是不正常的，不管是性取向上的不正常还是性对象上的不正常，总之就是怀疑自己在这方面有问题，但其实并不是真的有问题。比如，一个异性恋者的强迫观念是担心自己会变成同性恋。他恐惧的后果是害怕自己的性取向会发生变化，尤其是变成自己讨厌和排斥的性取向。

　　还有一些症状是头脑中突然冒出与亲朋好友发生性关系的念头或者画面，或者怀疑自己有恋童、恋兽的问题，或者担心自己会对某些不应该产生性欲的对象（包括长得很难看的人、年纪很大的人、肮脏的人）产生欲望。即使他们认为看到这样的人自己是绝对不应该有和性相关的感觉才对的，也有一些人会想象一些现实中根本不存在的人或物，然后又担心自己对这个对象有性方面的欲望。

　　常见的强迫行为有录音，把自己一整天的说话内容都录下来。当怀疑自己对别人说自己是同性恋，导致别人对自己产生误会，甚至厌恶和排斥自己时，他们就会通过录音来检查确认。还有一种强迫行为是想象验证：既然大脑里有个想法怀疑自己是同性恋，那就想象和一个同性接触看自己会不会感到恶心，如果感到恶心，那就证明自己是没问题的。令人遗憾的是，这类验证通常是失败的，因为越验证越麻烦，我们想的次数越多发现自己的恶心程度越小，反而却变得更恐慌了。

还有一种常见的强迫行为是身体检查，这种行为会使患者尤其关注自己的生殖器，目的是确认强迫观念出现后，自己是不是真的出现了性冲动。这个检查也是达不到效果的，因为越检查越弄不清楚，甚至越检查越觉得自己害怕的那种情况是真的。

我们怎样用看清想法、选择行为、经历情绪来解决和性相关的强迫症呢？首先，我们要找到自己的强迫观念，这种强迫观念很明确的一个思维模式就是"我可能是……"，比如说"我可能是同性恋""我可能有恋童癖""我可能是一个喜欢乱伦的人"等。所以一旦这样的想法出现了，我们就要提醒自己这是一个强迫症的想法，并不代表自己就是如此。这个想法只是大脑产生的无数个想法中的一个，只是一种无端猜测而已，它只是按照语法规则组合出来的语句，没有任何现实的证据或者信息表明自己是一个性变态。有些人可能会不小心钻了牛角尖，开始"以子之矛攻子之盾"，而体悟疗法强调需要去体悟世间万物都是变化的，我们自己的身心是不断变化的，没有什么状态是永恒的。

那么在性取向方面，是不是自己就有可能会变化，变成自己不想要的样子呢？其实我们的性取向一般在成年早期就已经固化好了，后期是不太会改变的。如果非要说是不是存在"万一"，那这就是强迫症最擅长设置的陷阱了。因为"万一"是无解的，我们不可能通过确认来消除"万一"。所以检查确认这条路是一条没有尽头的路，根本无法通向我们的目的地，我们需要的是换一条路。只要大脑里一出现这个熟悉的强迫观念，就去觉察它、复述它、给它贴上一个合适的标签之后就离开它，回到当下的生活中，这才是我们真正的出路，这也是看清想法的过程。

我们应该怎么选择行为呢？首先我们要选择的是停止所有的确认和验证，不管是从逻辑推理上思考，还是在前面提到的想象中验证，或者对身体感受进行检查以及通过录音回忆确认等，我们要逐步停止做所有的强迫行为。当然我们需要将所有的回避行为都识别出来，让自己主动去面对，不再逃避。我们可以制订一份详细的暴露练习计划，给每一项练习设定好时间和练习过程。比如，现在要练习的第一个项目是克服对同性恋的恐惧，首先可以在网上搜索同性的照片，然后当我们的大脑中冒出担心的念头时，看清这个想法的本质并且给它贴上一个标签，比如"胡思乱想""子虚乌有"，最后体察自己的焦虑情绪，并和情绪带来的身体感受待在一起，经历它。

假如我们面对担心的想法时，总是通过回避行为来暂时逃离焦虑应该怎么办呢？有些人担心自己会对小孩子做什么不好的事儿，所以总是不敢接近小孩，也没办法照顾自己的孩子。他们无法独自完成像给孩子换尿不湿、帮孩子洗澡等事情，甚至连正常的抱抱都做不到。选择行为，目标是恢复正常的社会功能，承担起照顾孩子的责任，能够做那些必须做的事。

所以练习的过程就是一步一步、从易到难的。我们练习独自照顾孩子时，可以试着拥抱、亲吻孩子，也可以给他洗澡，等等。这个时候如果我们的大脑里出现了任何与性有关的画面或者想法，我们都不去解决，也不再排斥，给它贴标签，继续和孩子互动。选择行为是一个重新来过的机会，可以让我们从只有强迫一条路，变成还有回到当下为所当为这条路。而我们需要抓住机会，练习正常地和孩子相处。

到此为止，我们已经将几种常见的强迫症的干预方法分门别类地进行了总结梳理，任何方法发挥作用的途径都只有一条，那就是行动、行动、再行动！只要我们能够看清想法、选择行为、经历情绪，那么强迫症一定会慢慢土崩瓦解，我们的生活就会拨云见日。希望每一位走在与强迫症对抗的路上的人都能顺利走出强迫症的迷雾，找回属于自己的美丽人生。

第四部分

给强迫症患者家属的建议

# 第二十四章
## 家属的责任和态度

作为强迫症患者的家属，我们一方面需要撇开一部分责任，另一方面也需要承担一部分责任。首先要知道，如果我们的家庭当中有一个人得了强迫症，这并不需要我们来负责，并不是我们做错了什么，哪怕一个人在很小的时候就开始出现强迫倾向，这也不能说明家属一定是有责任的。在这一点上，我们不用过度揽责。到目前为止，无论是心理学界，还是认知神经科学界，都还没有非常明确并且一致的结论表明强迫症是由哪一种单一因素导致的。我们认为它是很多种因素共同发挥作用的结果，既有遗传，也有环境、社会经历、心理等多个方面的原因。所以家属得了强迫症，我们不必太自责。

但作为家属，我们应该在他克服强迫症的过程中承担起我们应该承担的责任。家庭成员之间需要相互扶持、相互关爱。我们不必为他得强迫症而负责，但是需要为他的好转承担起一部分责任。事实已经证明，得了强迫症的个体和家属之间的关系质量会影响他的好转。家属和患者的关系是和谐融洽的，还是冲突阻滞的，这会影响他干预强迫症的效果。家属和患者的互动模式也会影响他的好转。从广义上来说，我们每一个家庭成员和强迫症患者之间的关系都会影响干预的效果。母亲和孩子的关系会影响孩子的好转，父亲和孩子的关系也会影响孩子的好转。同样，如果患者还有其他一起生活的亲人，比如说爷爷奶奶或者外公外婆，他们和强迫症患者的关系也会影响后者的好转。

另外，其他家庭成员之间的关系也会影响患者的好转，比如说孩子有强迫症，那么夫妻之间的关系质量和互动模式也会对孩子的好转产生一定的影响。以此类推，对这个孩子而言，妈妈和外婆或者奶奶的关系也会产生影响。为什么不同的家属之间的关系和强迫症患者的好转之间有密切联系呢？因为这世界上的大多数人都不是独自生活的，而是生活在一个家庭系统中的。成员之间的关系以及互动模式是否是健康的、良性的，会影响到强迫症患者的情绪和想法的好坏。所以要想为强迫症患者的好转担负起一定的责任，我们就需要一起来注意这方面的情况，如果发现有阻碍的话，最好冷静下来探索一下自己的家庭关系在哪个方面需要调整和完善，尽量为强迫症患者的好转提供一个支持性的环境。

很多强迫症患者的家属都会疑惑究竟该如何与强迫症相处比较好。一个重要的前提是对症不对人，我们要知道自己的整个家庭面对的是一种叫作"强迫症"的心理困扰，大家需要齐心协力解决的是强迫症，而不是对付这个得病的家属，一定要将这一点明明白白地记在心中。这就像我们家里有个人得了急性阑尾炎，需要做手术。此时我们绝对不会针对这个人发火，而是立即送他去医院，手术前后仔细护理他，因为我们知道如果身体出现了什么问题，去治病就好了，这个人本身是不应该被敌对的。没有人会因为小孩发烧去医院打了三天的针却还没退烧就责骂这个孩子，我们只会关心他，担心他的病情，并考虑是不是得找医生换一种药或者去其他医院再看看。我们需要分清楚，症状是症状，人是人。这样我们在面对家中的强迫症患者时才能保持一颗平常心。

当一个家庭中出现一位强迫症患者时，往往不只会对患者本人带来影响，而是会带来各种各样的联动。比如，原来家属之间碰到了对方也没关系，现在却不行了，因为在强迫症患者认为自己会被"污染"。所以他可能会反复清洗，长时间占用卫生间，或者会要求家属换衣服、洗手、洗澡等。

作为强迫症患者的家属很可能会感觉仿佛变得不自由了，家里的氛围也会变得紧张起来。强迫症患者家属应该如何与强迫症患者相处呢？家属的哪些态度对强迫症的好转是有害的？哪些态度是有利的？这些问题都非常重要。我在心理咨询中经常发现，有些家属会因为太着急而采取错误的态度，结果反而给强迫症的干预带来了负面影响。我们需要认真了解究竟哪些态度是不利于强迫症好转的，从而有则改之无则加勉。

根据强迫症患者本人的反馈和相关的研究，批评、指责、争吵、讽刺、嘲笑，以至打骂、体罚等，这些对强迫症的好转都是不利的。没有人会在一种完全被否定的情况下还能积极行动起来。虽然有时候作为家属会有一种恨铁不成钢的情绪，但只是一味地解释说强迫观念根本不可信并不会起到真正的作用。

作为没有强迫症状困扰的人，我们可以理性地看待强迫观念，认为只要不跟着想法走，就不会有什么明显的焦虑恐惧情绪。强迫症不同，它不是简单的强迫症患者自己想不开、钻牛角尖儿，或者意志力薄弱等问题，而是一种心理疾病。所以指责、批评、嘲笑，或者想通过什么方法刺激他一下，让他立刻好转，最终只会起到阻碍作用。

我在心理咨询中会遇到这样的情况：本来经过一段时间的咨询，来访者已经发生了一些改变，对强迫观念没那么认同了，强迫行为也减少了一些，经历焦虑的能力比之前提高了，一切都在向好的方向发展，但是这些进步很可能会因为一次家属之间的争吵就消失一大半，尤其是被家属批评和否定时。因为来访者的情绪又开始波动，内心充满了烦躁、委屈、愤怒和无力，面对强迫症状的时候就又开始动摇，甚至通过做强迫行为来缓解内心的焦虑与不安。然后下一次咨询时，他就会感觉自己又恢复原样了，之前一段时间的努力都白费了。当然来访者提高的能力并不会完全消失，更多的是心态上的一次崩塌，他可能需要一些时间重建信心，再次回到干预强迫症的正轨上。自从知道自己的孩子、伴侣或其他亲人患有强迫症之后，作为家属肯定是着急的，有些时候情绪失控了，批评指责的话就会脱口而出，这虽然可以理解，但这样的方式所带来的影响并不是我们想看到的。为了真正帮助强迫症患者好好地克服强迫症，家属是需要注意自己的态度的。

家属以什么样的态度与强迫症患者相处才是有用的呢？包容、理解、支持、鼓励等，这些态度才能让他慢慢好转。换位思考一下，我们自己想改正一些习惯的时候，或者我们想尝试一项挑战的时候，如果周围的家属或者朋友总是以一种批评和指责的态度给我们泼冷水，我们是什么心情？我们会因此变得更有力量、更充满信心和希望、更有激情地去行动？还是会变得越来越自责、越来越消沉、越来越沮丧，甚至感到特别愤怒，觉得自己不被尊重、不被理解呢？

将心比心，我们希望别人如何支持自己，就要尽量提醒自己以这样的态度对待强迫症患者。只有这样才能停止相互之间的内耗，所有家属结成一个联盟，把所有力量拧成一股绳，一致对外，一起努力解决强迫症。

当然也有一些家属的态度是没有问题的，他们一直在循循善诱，耐心陪伴强迫症患者进行心理干预。不过需要注意的是，我们的包容也好，理解支持也好，这些并不等于纵容。面对一个深受强迫症困扰的患者，我们需要理解的是他的恐惧和焦虑，他内在的冲突和矛盾，他面对选择时的左右为难以及他内心的自责和羞耻等。

要理解他的行为背后的诸多情绪和感受，我们要看见他的身不由己，他的无可奈何，但是这并不等于纵容他为所欲为。既然他那么难受，那他想洗多久就洗多久吧；他想检查几次就检查几次吧；他想询问确认多少遍就问吧；他不想做的就由我们家属来代劳吧……包容和纵容是两回事。任由强迫行为泛滥更加不利于强迫症的好转，我们绝对不能因为心疼而变得心软，被卷入帮助强迫症患者实施强迫行为和回避行为的漩涡中。

我们需要以温和且坚定的态度面对他，不因为强迫症的存在就恶言恶语、批评打击，同时理解他的焦虑，鼓励他、帮助他一起减少强迫行为，一起面对他头脑当中想象出来的可怕后果，这才是正确面对强迫症患者的态度。

# 第二十五章
## 家属如何调整自己的焦虑

　　作为强迫症患者的家属，很多时候我们自己会感到非常焦虑，甚至比强迫症患者本人还焦虑。时间久了可能会影响我们的社会功能，使我们工作也不踏实，睡觉也不安稳。虽然家属焦虑是可以理解的，但是如果自己太焦虑了，那就没有办法承担起帮助强迫症患者好转的责任。我们乘坐飞机时会听到一段提示我们如果出现突发情况应该如何自救的广播。其中有个非常重要的原则是当发生紧急情况氧气面罩脱落时，要先给自己戴好，然后再去照顾旁边的亲人。这说明遇到危机时我们需要先把自己照顾好，然后才能照顾好旁边的人。

　　如果我们的状态是不稳定的、焦虑的，那我们就没有足够的精力照顾好身边的人。强迫症患者的家属也一样，首先要照顾好自己的情绪，那么整个家庭系统里就只有一个强迫症患者在焦虑，其他人的情绪相对稳定，整体的家庭氛围就还是和谐的，这样能够给强迫症患者的好转提供一个有利的心理环境，如果家属每天都被焦虑情绪淹没，势必会在一定程度上影响强迫症患者的好转。

我们该怎么样缓解自己的焦虑呢？首先要有信心，就是我们应该坚信到目前为止，强迫症这个问题是可以得到有效干预的。不管是去医院，还是进行心理咨询，都会对强迫症的好转产生作用。而且随着科技的进步，会有越来越多的治疗方法，比如肠道菌群和强迫症的关系的研究正在推进中。只要经过科学的、恰当的治疗和咨询，强迫症是可以得到有效缓解的，患者恢复正常的生活是没有问题的。当感到内心的焦虑情绪又开始变得强烈时，我们需要树立信心，坚定地相信强迫症是可以好转的，这样我们内心就会燃起希望。

其次要有耐心。强迫症的确是一种比较复杂的心理问题，不是那么容易治愈的，虽然有很多的方法可以有效干预强迫症，但是这个过程充满了艰辛。尤其是心理模式的改变并不是一蹴而就的，中间可能会出现犹豫、徘徊和退缩的状况，这也是人之常情，毕竟就算是一个没有强迫症的人，遇到人生中的难题时，也是需要经历很多坎坷才有可能达成目标的。如果我们太着急，比如认为已经去医院拿了药并且吃了两个月了，怎么还是反复洗手、反复检查呢；都已经开始进行心理咨询了，正念练习也开始做了，怎么还是忍不住去整理、打扫呢？好像心理咨询并没有什么用？那么这时候我们需要有耐心，强迫症的干预不是那么容易的，需要有一个从量变到质变的过程，中间会有起起伏伏，或者前进一些之后又有一些倒退和反复，这些都是正常的。从总体上看，强迫症的好转是一个螺旋式上升的过程。

生活中也存在类似的情况，就像一个家属感冒咳嗽了，即使他吃了医院开的药，也不可能马上康复一样。当他吃了一个星期的药还咳嗽时，我们也不会指责他，说他怎么这么没用，已经吃了这么多药，竟然还在咳嗽。因为我们知道他本人也不想一直咳嗽，一直这样难受，他也很想快点好起来，只不过需要一个过程。既然我们允许家属得了生理疾病时慢慢好转，我们对家属的心理困扰，也要尽量包容，耐心陪伴强迫症患者进行干预。始终需要牢记的是对症不对人，这样我们的焦虑就能缓解一些。

另外，如果我们自己实在是太焦虑了，已经食不下咽、夜不能寐，还经常和强迫症患者产生冲突，那么也可以为自己去寻求心理咨询师的帮助，以科学的方式调整和改善自己的焦虑状态。如果我们把自己的焦虑处理好了，就能够更好地承担起帮助强迫症患者好转的责任。

# 第二十六章
# 强迫症患者本人没有求助意愿怎么办

我们经常会碰到强迫症患者的家属而非强迫症患者本人来咨询如何干预强迫症的情况，这部分家属中有的人对强迫症比较了解，他们通过看书、看视频已经基本弄清楚了强迫症的干预方法；有的人虽然不太清楚强迫症是怎么回事，但是他们对强迫症是心理问题并且需要进行心理调节还是具备一定认知的。然而与此同时，家中真正有强迫症困扰的人却并不认为自己有什么问题，也没有任何求治的意愿。一边是心急如焚想要赶紧治疗强迫症患者的家属，一边是无动于衷根本不觉得自己需要改变的强迫症患者本人。

尽管在旁观者看来，强迫症的表现已经非常明显了，已经影响到患者正常的社会功能了，但是强迫症患者本人却并不认为自己的情况已经达到了需要干预的程度。外因一定要通过内因来起作用，如果强迫症患者本人不想改变，没有求助的意愿，那么再多的方法也只是徒劳，家属再着急也是没有用的。就算是逼着他来进行干预，效果也不会太好，既浪费时间和金钱，又影响了家属之间的关系。实际咨询中有这样的例子，一位不到 20 岁的来访者被父母以"聊天"为由带来咨询，人虽然坐在了咨询室，但是却说自己没有什么痛苦，没有什么困扰，也没有什么可以说的，这样的咨询根本不可能有什么效果。还有一些来访者是被家属要求进行咨询，只是被动地参与，自己没有动力完成练习，这样也是不会有什么帮助的。

所以这种情况下我们首先要做的是保持耐心，我们需要等待时机，当他自己产生了想要好转的动力，发自内心地想要改变强迫症的时候再陪他去接受心理咨询，或者到医院就诊。所以请先忍下自己的焦虑，尊重他目前的选择，不要操之过急。

有时候可以换位思考一下，假如我们自己身体不舒服，有点咳嗽和头疼，夜里也没有睡好，我们未必第二天一早就会去医院。对于很多人来说，如果身体并没有那种非常强烈的、无法忍受的疼痛，我们一般也不会立刻去医院。

一般来说，第一天感觉不舒服，我们可能会先选择多喝水、多休息；第二天如果还是不舒服，就自己去药店买点药吃；如果服药之后还是没有好转我们才可能去医院；去了医院如果问题有点严重，医生建议住院治疗时，我们的第一反应往往是能不能先试试打针吃药，实在不行再考虑住院。生理疾病的治疗过程是这样，强迫症也类似。开始的时候患者不太会首先选择向专业人士求助，他们很可能会自己先想办法调整。比如，上网搜索各种有关强迫症干预的资讯，看看有哪些相关的书和课程，自己先去学习然后进行自助。

如果尝试了一段时间（可能是几周、几个月，也可能是几年）后自己的强迫症状还是依然如故，没什么明显的改善，他才有可能主动寻求帮助。另外还有一部分强迫症患者可能是原来接受过心理咨询，但是没有什么效果，以至于他觉得世界上没有人能治好强迫症，没有人能帮到自己，所以拒绝再次接触心理咨询。所以，我们需要分析是什么原因导致强迫症患者本人不想主动求助。

有些强迫症患者之所以不愿意进行干预，可能是因为他们认为自己的担心是有一些道理的，或者一时之间还无法接受自己产生了心理困扰，因为这对很多本来很优秀的朋友来说，无疑是一种不足。无论是哪一种原因，真正有强迫症的人是一定会焦虑，一定会感到痛苦的。他可以不认为自己有问题，但是他在情绪上会有感觉和体验，会觉得自己的日子怎么过得这么累，心里很苦恼。

作为强迫症患者的家属，我们先不要着急给他贴上强迫症这个标签，不管不顾甚至威胁恐吓现在不干预将来会更难痊愈，这些对没有治疗意愿的朋友来说只会帮倒忙。所谓"动之以情，晓之以理"，我们首先应该用情感进行沟通，然后讲道理才管用。如果家属之间关系比较好的话，那我们可以从情感层面先去和他建立联结，表示我们看到了他的痛苦和烦恼，我们是心疼的、是担忧的。我们需要理解他的情绪，承认他的情绪，而不是去批评、指责他的想法和行为。

这样一来就避免了家属和强迫症患者本人的矛盾冲突，减少了敌对情绪，能够平心静气地交流彼此内心真实的想法和感受。从情绪入手，给强迫症患者本人一种自己被接纳、被关心的感受，而不是被否定、被贬低的感受，那么他就会放下一些防御的外壳，也更有可能承认自己对目前的生活确实也不太满意。这是一个很好的切入点，我们可以就如何减轻内心的痛苦为共同的目标，一起想想有什么可行的办法。尽量避免评判强迫症患者本人的对错，只是以一个旁观者的身份表达自己看到的现实情况。我们既看到了他并不认为自己的担心是无意义的，也看到了他为此陷入了焦虑和不安之中。我们只需要将这些反馈给他，而不提心理问题，这样他才有可能愿意尝试进行一些干预。

具体由谁来和强迫症患者本人沟通呢？如果我们特别容易着急，那最好在家庭成员中挑选一个合适的人去做这项工作。比如，爸爸说话更有耐心一些，和孩子的关系更亲近一些，那就由爸爸出面与孩子沟通；或者如果家庭中的某一位长辈（像爷爷、奶奶、姑姑、舅舅等）和孩子的关系比较亲近，也可以由其循序渐进地与孩子沟通。不管是家属、亲戚还是朋友，只要是和强迫症患者本人关系好的，都可以尝试着与患者进行沟通。当然，沟通的原则还是不能逼迫，要有耐心地以强迫症患者本人的痛苦和焦虑为主要内容进行探讨。另外，我们也可以买一些干预强迫症的书放在家里，让他想看的时候自己看看，慢慢对强迫症有一些了解，逐步学习干预强迫症的理念，这也是一种方法。挖掘和激发强迫症患者本人的求助意愿需要一个过程，哪怕他现在不愿意立刻接受干预，也不代表以后他不会产生改变的意愿。

# 第二十七章
## 如何应对强迫症患者提出的要求

　　强迫症的发展是一个逐渐迁延泛化的过程，超过一半的强迫症患者的病情会逐渐严重。检查型强迫症患者最开始只需要多看一眼就好，后来就变成反复检查，再后来他就不相信自己的判断了，就干脆让家属代劳。清洗型强迫症患者开始也只是洗手的时间稍微长一些，慢慢地洗手的时间越来越长，不仅自己需要清洗也要求家属进行清洗。当强迫症患者向家属提出帮忙实施强迫行为或回避行为的要求时，作为家属如何应对就成了一个非常棘手的问题。到底该不该按照他的要求去做呢？这个问题的答案非常明确，为了强迫症的好转我们不应该满足他的要求，否则就会助长强迫症的气焰，更不利于他的好转了。

　　比较常见的强迫症患者对家属的要求有三种。第一种是让我们帮他实施强迫行为，让我们代替他去做那些耗时的，让他感到痛苦的强迫行为。比如说检查类的强迫症患者，每天晚上睡觉之前都要去检查煤气开关将近一个小时，这个过程令他们非常痛苦，因为他们要一直站在那里，反复检查开关，即便躺下来休息了他们也不安心，因此非常影响睡眠。为了减少自己的痛苦，他们会要求家属代替自己去检查。类似的还有睡前帮忙检查电源是否关好；检查门是否锁好；检查水龙头是否关好，等等。还有的患者直接回避去做可能会让自己变得强迫的事情，比如每次出门的时候让家属最后一个离开并锁门，否则一旦自己锁门就翻来覆去地检查。

第二种是对我们的行为有所限制，使我们的行为必须符合强迫症的要求。比如清洗型的强迫症患者会要求家属也不能接触他认为不干净的东西。如果我们不小心碰到了那个东西，就得按他的要求去清洗。还有的患者会禁止我们说某些话，比如他害怕数字4，害怕"死"这个字，或者他害怕"车祸""癌症""上帝""着火"等词，他们在生活当中就有可能禁止我们提到这些词语。

如果症状泛化得厉害，可能包含相关字眼的视频和音频也不能看、不能听，其目的就是排除一切听到、看到这些词语的可能性，避免引发焦虑和恐惧。还有一种禁止是当他正在实施强迫行为时，不允许家属发出任何声音，不准说话、不准走动，就连呼吸也要尽量不出声，最好什么事情都别做。因为一旦我们干扰了他，他的强迫行为就被破坏了，必须重新来过才行。这是一个非常麻烦的过程，所以他会极力避免被打扰，因此就会对家属提出一些禁止做某事的要求。

第三种就是要求我们给予保证，也就是他们会不断地问我们问题，让我们给予保证。这种情况在各种类型的强迫症中都有体现，比如说碰到医院门把手会不会得病？想到同性恋的画面是不是代表自己有变态倾向？如果不去检查会不会发生意外？如果不去打狂犬疫苗是不是没事？总之就是让我们给予他们保证，让他们心里获得安全感和确定感，目的是缓解强迫观念带来的焦虑。

还有一种是要求我们给出强迫观念的答案。比如说人为什么活着，地球为什么是圆的，他们会反反复复地问，就想让我们说出一个能让他满意的答案。还有一些强迫症患者会要求我们必须按照他提出的方式来回答问题，不能按照我们自己的表达方式，而是按照固定的句式回答，从而满足他对确定感的过度追求。

为了强迫症的好转，我们不能按照他的要求去做。那么具体应该如何应对呢？要视具体情况而定。第一，如果他的要求以前没有出现过，从今天开始，他突然要求我们帮他完成一些强迫行为。经过判断我们发现这其实是一个强迫症的要求，那么我们不要因为同情他的痛苦就失去原则，这个时候我们要以非常坚定又充满了对他的理解和包容的态度去拒绝。我们可以试着和他说："我能理解你的痛苦，我知道你现在也很害怕，但是这件事我不能帮你去做。这是一种新的强迫行为，我们一起努力，挺过这一关，强迫症就失去了一次发展壮大的机会，我们一起试试看怎么样？"所以当我们发现一个新的强迫症的要求出现时，就要将它扼杀住，温和且坚决地拒绝患者。

第二，如果我们被卷入强迫行为中的状态已经持续了一段时间，形成了一种固定模式，那就需要逐步退出才比较稳妥。比如，我们天天晚上帮他检查煤气，这样的做法已经持续好几年了，如果突然就终止了，会让他面临强烈的焦虑和不安，且很可能会引发冲突，甚至让他的情绪非常崩溃，导致他大吵大闹，甚至以死相逼。

所以突然停止帮助患者完成强迫行为是不明智的做法，曾经有家属看到书上介绍了一种满灌疗法，于是就突然停止了所有原本配合强迫要求的行为，结果不但没有达到干预的效果，而且导致强迫症变得更加严重了。如果我们已经在持续一段时间内帮他完成强迫行为，我们就要和他协商，先说明退出强迫行为的目的是帮他走出强迫症，让他理解这样做的目的不是抛弃他、不管他，而是为了让他好转。

再次强调我们共同面对的困难是如何解决强迫症，我们始终是可以相互依靠的盟友。然后双方协商如何逐步减少强迫行为，经过强迫症患者本人的同意，再落实到具体情境中，让他自己逐步面对焦虑，控制自己的强迫行为，这样才有可能真正走出强迫循环。

# 第二十八章
## 如何帮助强迫症患者阻止强迫行为

　　强迫行为是促使强迫症持续发展的重要因素，绝大多数人的强迫症都是包含强迫行为的，仅有极少数人的强迫症只包含了强迫观念。所以每当我们看到强迫症患者正在实施强迫行为的时候，家属心中经常会纠结一个问题，那就是我们应不应该马上强行阻止他的强迫行为？虽然我们知道停止强迫行为才是走出强迫症的正确方式，但是我们不应该直接打断强迫症患者的强迫行为。

　　这看起来和我在前文中所说的不去配合强迫症提出的要求，并且让强迫症患者自己经历焦虑，减少强迫行为有些前后矛盾。为什么不能强行阻止强迫行为呢？中国有句歇后语叫作"牛不喝水强按头"，说的就是强迫别人做一件事情，结果往往不尽如人意。在强迫症的干预中也是一样的，强行阻止强迫行为到头来其实是没有用的。正确的做法是我们要和他协商之后达成共识，在他允许的情况下，用他认可的方式帮助他停止强迫行为。

　　如果强迫症患者本人并没有停止强迫行为的意愿，或者还没有准备好停止强迫行为就被强行阻断的话，往往会引起更大的反弹。曾经有些干预强迫症的方法是采取行为约束的方式，当强迫症患者碰了什么脏东西想要立即洗手的时候，就将他束缚在座椅上，或者锁上门让他不能进入洗手间洗手。这种限制措施有时长达几十个小时，等到解除约束的时候，结果却非常不如人意：他会立即跑去拼命地洗手，而且清洗的时间比之前还要长。

根据之前我们对强迫症的分析可知，随着时间的流逝，焦虑情绪应该是逐渐消散的，想要去洗手的冲动也会逐渐减轻，那为什么还会出现如此明显的强迫行为呢？实际上，这和他最开始的信念有关，在被强行限制自由的时候，他内心并没有做好不洗手的准备，他真正的想法还是手脏了就需要清洗。结果出乎意料地被约束起来以后，逆反心理就产生了，越是不让他洗，他就越想洗。所以在这段被约束的时间内，他心里想的只有一件事情，那就是待会儿一旦获得自由，自己就要彻彻底底地把手洗干净。所以当他的主观意愿是要去洗手的时候，即便被约束起来也没用，只要有机会他就一定会继续实施强迫行为。

此时我们一定要有耐心，作为家属不要着急阻止强迫行为，而是需要先站到强迫症患者的身边，了解他对强迫观念的看法，比如他有没有矛盾和苦恼，他是不是有时候也不想理会强迫观念了，也想要停止强迫行为但是却难以做到等。只有他自己也认为现在不应该洗手，只是以目前的能力来对抗强迫症的冲动很困难，有点做不到的时候，家属的辅助作用才能有用武之地。合适的时机非常重要，必须是在强迫症患者本人想要停止强迫行为但是却有点力不从心的时候，他才会希望借助一些外力来帮助自己实现改变的目标。那么这个时候我们帮他把水龙头关掉，把他从洗手间里拉出来，就会真正发挥阻断强迫行为的作用，而不会造成强迫行为的反弹和焦虑情绪的增强。我们可以将这种配合称作"双方的有利合作"，它是一种共同对抗强迫、克服强迫的做法，至此，我们才算是真正和强迫症患者站在了一条战线上。如果没有这个前提，我们只是强硬地阻断强迫行为，将会把强迫症患者逼到和强迫症站在一条战线上，由此强迫症的牢笼会变得更坚固，家属也会感到很受挫、很无力，最后真是"赔了夫人又折兵"。

鉴于以上分析，我们需要明确的是在没有和强迫症患者达成一个统一的协议之前，我们不能贸然打断他的强迫行为，否则真的会弄巧成拙，甚至把本来已经有点进步的他又推回到起始点。当一个强迫症患者并没有认为自己应该减少或停止强迫行为时，也就意味着他不需要任何的外力来帮忙。那么家属可以做些什么来打开合作的局面呢？正所谓心急吃不了热豆腐，我们需要冷静下来，先观察和了解一下强迫症患者在实施强迫行为时的状态，留意一下强迫行为的次数和频率等，然后等他做完强迫行为、情绪逐步稳定下来的时候，再以他的感受为切入点，和他谈谈他是否意愿减少一些强迫行为，鼓励他将更多的精力放在自己感兴趣的事情上。

如果双方能够协商好在下次强迫行为出现时，家属可以怎么做来帮助减少强迫行为，比如说强迫症患者洗手超过 5 分钟了，家属就可以提醒一下并帮忙关掉水龙头，由此双方就这可以按照约定的方式一起努力阻止强迫行为了。当然这个过程中可能会有波折，强迫症患者或许会出现退缩，因此我们需要做好反复尝试的心理准备，只要坚持练习就能看到进步。

# 第二十九章
## 如何应对强迫症干预效果不明显

如果我们家里的强迫症患者已经在吃药了，或者已经在接受心理咨询了，可是过了一段时间并没有明显的好转该怎么办呢？这种情况很有可能是他没有按照咨询师或者医生提出的要求去做，比如不按时吃药，想起来才吃，焦虑明显了才吃，心情好一些了就自己停药了。还有的就是没有去做正念练习和暴露练习。当然也有可能是生活中出现了其他影响较大的事情，比如离职、考试、结婚等。这个时候要记住这样一句话——我们是他的家属，不是他的咨询师，不是他的医生，我们也不可能成为医生或者咨询师的代理人。

他之所以没有按照咨询师或者医生的要求去做，一定有他的原因，虽然这样对他的好转是不利的，但是我们作为家属是不擅长处理这些情况的，所以要把专业的事交给专业的人去做。这个时候我们不要花费太多的精力去关注他有没有认真干预强迫症，我们需要首先将注意力放在自己的生活中，无论有强迫症的这个人是我们的孩子、配偶，还是父母等，我们都需要先把自己照顾好。如果我们总是时时刻刻都盯着强迫症患者的病情，那无疑会给他带来很大压力。

有一个巧妙的方法可以帮助我们面对这种情况，那就是对于他没做好的地方我们先不去过多干涉，我们要做的反而是努力发现他做得好的地方。哪怕只是一个微小的改变，但只要他有进步，我们就立刻肯定他、鼓励他、称赞他。鼓励可以是口头的，也可以是实质性的。如果他是个孩子，那他喜欢什么样的漫画书我们就可以给他买一套；喜欢什么样的玩具，我们可以给他买一个；他喜欢看什么样的电视节目，我们也可以奖励他看一会儿；还可以带他出去吃一顿好吃的；给他买件新衣服；带他去看电影或者去旅游。

其实不管是孩子还是成年人，都有自己喜欢的东西和爱好，只要我们给予他鼓励和肯定，对他本人而言都是一种力量。家属可以想想看，如果自己在做一件比较困难的事情，周围人的反应都是鼓励和支持的态度，我们内心的体验一定是温暖的，也更有动力去克服困难。所以我们强调的是关注他的进步，也许他自己都没有发现某种变化，如果这种变化被别人观察到并且使他收获一个正向的反馈，这对他而言就有可能变成一个可以继续努力的方向。家属可以尽力营造一种包容的氛围，从而帮助强迫症患者鼓起勇气停止强迫行为。切记，批评和否定不会唤醒一个人内心的希望和力量，反而会将他推入自责、沮丧、委屈和愤怒的深渊，付诸积极的行动就更遥遥无期了。

我们不用太关注他有没有进步，要知道强迫症患者本人一定是最努力地想解决问题的人，这一点是毋庸置疑的。虽然看起来他好像整天都在打游戏，作息混乱，练习也没做多少，但是他一定是这个世界上最想走出强迫症的人，因为他的生活变得越糟糕，他就越深刻地体会到强迫带来的痛苦。虽然家属也很痛苦，但是他才是那个最痛苦的人，所以他一定是最想努力的人。我们现在看到他不够努力可能只是一种表象，事实可能是因为他的内心充满了恐惧，充满了不确定感和不安全感，他没办法也没有能力去冲破这些阻碍。

另外，可能因为一些认知上的偏差，他对干预的方法还不是特别理解、特别信任，这时他需要和心理咨询师或者心理医生进行详细的沟通。如果我们看到他最近好像什么都没做，先不要着急指责，也不要强迫他去做练习，我们需要再次提醒自己保持耐心，因为强迫症的干预过程出现阻滞和反复是正常现象。我们作为家属也有自己的功课和任务，那就是努力提供一个支持的、包容的、接纳的心理环境。

# 第三十章
## 家属如何与咨询师沟通

　　有一些家属希望咨询师成为他的"代理人"。比如，如果我家的孩子有强迫症，导致学习成绩下降了，作为家长带孩子来咨询，是希望能够帮助孩子完成自己给孩子设定的人生规划，让孩子能够顺利参加考试，顺利出国留学，而不能因为强迫症让孩子放弃出国深造的目标。还有的家属可能是出于相反的愿望，希望孩子改变原来的人生规划，比如说不要出国留学，不要去参加支教，就留在国内，就留在本地生活等。有的家属因为孩子出现了强迫症，想法和原来不同了，自己和孩子沟通得不好，所以就想让咨询师和自己站在一个阵营里，说服孩子按照家长的意愿去做。

　　家属请咨询师当其代理人的方式最终破坏的是强迫症患者和咨询师的咨询关系，很有可能影响强迫症的干预效果。心理咨询之所以能产生作用，有一个很重要的原因就是咨询师和有强迫症的来访者之间是一种纯粹的咨询关系，如果其中掺杂了其他人的意愿和要求，例如咨询师被拉到家属的阵营里了，开始为家属的目标服务了，那么原本纯粹的一对一的咨询关系就被打破了。

因为咨询师已经不可能做到以来访者为中心，无条件地积极接纳他，而是带着一种先入为主的评判来看待来访者，而且受到家属嘱托的影响，所以很难对来访者保持一种中立的态度，最终会失去来访者的信任，导致咨询关系的终止。这种家长也需要反思自己是不是很长时间以来都是必须要让孩子按照自己的想法去生活，而现在遇到了一个较大的阻碍，孩子开始不合作了，于是就陷入一种互相角力的状态，非要找人帮助自己把孩子"拉回来"。这样的模式可能本身就缺乏弹性，对强迫症患者的好转或许会产生不利的影响。

有些接受心理咨询的来访者家属经常会遇到这样一个问题：当询问患者心理咨询进展时，对方什么都不肯说，既不愿意告诉家属具体的咨询内容是什么，也不说自己对咨询的感受，更不会去谈关于症状的情况。这让本来就有些担心的家属变得更焦虑了，所以有些家属会回头来找咨询师，想要悄悄地了解一下咨询情况。一般这样的来访者以中学生或大学生居多，他们正处在一种寻求独立的心理阶段中，所以有可能会不喜欢被家属干扰。

家属的心情可以理解，但是心理咨询有一个基本原则是保密原则。除非遇到紧急危险的情况，否则咨询师一般不能随意将咨询内容告诉其他人，包括家属。这样做的目的是促进来访者在心理咨询中进行真实的自我探索。有些家属会要求咨询师不要告诉来访者自己给咨询师打过电话的事情，也不要告诉来访者自己反映的问题。这种做法可能是在提醒家属，其和强迫症患者的关系中有些隔阂。

遇到这种情况应该怎么调整呢？第一点要反思的就是家属之间的关系。不管我们和患者之间是亲子关系还是亲密关系，遇到强迫症可能都是一次对关系的考验。我们可能需要冷静下来梳理和反思一下双方的关系，往往他不仅仅在强迫症干预的问题上不愿意跟我们沟通，在其他关于自己的事情上也什么都不愿意说，他好像已经把自己和家属之间隔绝开了，其中可能就有些问题了，这是家属需要反思的。

是不是我们在平时和他相处的过程中忽略了界限感，总是想了解他的一言一行、一举一动，太想掌控他的生活了呢？是不是我们太着急，没有足够的耐心，容易批评和指责他，所以才让他变得没有话说了呢？他不愿意分享自己真实的感受可能是因为不想被控制、不想被评判。他想一个人尝试面对和解决强迫症，这有可能是一种成长的需求，他想寻求属于自己的安全感和掌控感。

当然家属过度关注他、太想贴近他，可能是导致他什么都不想说的原因之一。这种情况不是从他接受心理咨询时才开始的，有可能是一个存在已久的问题，只是之前没有突显出来。我们需要为强迫症患者的好转负一定的责任，其中就包括用正确的态度和方式与强迫症患者互动。如果遇到了阻碍，就需要认真地反思一下双方互动的模式，彼此的关系是什么时候开始出现不平衡的，做些什么可以改变当前的局面，这样的思考和探索，都可能改善双方的关系。毕竟接受心理咨询只是患者人生中的一个阶段，等咨询结束后，面对面相处的还是家人。如果能借此机会调整和优化家属之间的关系模式，这将是一件终身获益的事情。

第二点是家属需要调整自己的心理预期，任何关系都是在发展和变化的，而不可能一直保持一个固定的模式。哪怕去掉强迫症这个前提，我们在和处于中学或者大学阶段的孩子相处时，也不太可能做到无话不谈了。因为他们需要建立属于自己的心理空间，也想要拥有自己的秘密和隐私，他们需要向外探索并建立起新的人际关系，比如找到几个好朋友，我们作为父母已经不是他们唯一倾诉和依靠的对象了。所以孩子的成长过程也是家长的成长过程，我们需要觉察自己内在的这种失控感。

　　随着孩子越来越大，他们需要一个人面对、一个人承担一些事情，毕竟我们自己也是这样一路成长起来的，往往长大之后就对家里报喜不报忧了。如果我们没有识别出孩子内心的失控感和不踏实感，只是一味地想要深入了解孩子的内心世界，最后可能会让孩子更排斥我们。这种情况其实和强迫症有相似之处，看起来如此"疯狂"的强迫症背后是一种失控感在作祟。作为家属，我们也需要好好地安抚自己，去经历这种自己和孩子之间不断变化的相处模式，只有这样我们才能以一种相对平和的心态与孩子相处，以一种尊重和支持的态度帮助孩子走出强迫症。